21 世紀の健康を考える

活性酸素と野菜の力

改訂増補

著　者

前田　浩

執筆協力

金澤文子

幸　書　房

「科学はほどほどにしか真理探究の答えを出してくれない」

John Horgan

From *"Rational Mysticism: Dispatches from the Border between Science and Spirituality"*

Publisher, Houghton Mifflin (2004)

邦題　「科学を捨て、神秘へと向かう理性」　徳間書店 (2004)

改訂増補の出版にあたって

　本書のもとの版の『活性酸素と野菜の力—21世紀の健康を考える』の出版（2007年）から、既に13年が経ちました。その間、この本の発展的なバージョンとして、科学的知識の裏付けを含めつつ読みやすい野菜スープの啓蒙書（マキノ出版, 2017年）を一般の方向けの書籍として上梓したところ、多くの読者の方々から、より詳しい内容を知りたいという声が再び届くようになりました。また、野菜の持つ総合的な価値を学術的な裏付けを基に評価した書物もほとんど無いので、メディアからも筆者にそれらのコメントや解説を求められる機会も多くなってきました。

　その間、高度精製食用油の問題や、本書でも前にも触れてある野菜由来の硝酸イオンや亜硝酸イオンの「ニトロソアミンになり発癌する」という誤った学説は実は、それらが体内に吸収されるとニトロ化脂肪酸になり、ニトログリセリンと同様の作用を発揮し、それからNO（一酸化窒素）が生成し、血管拡張作用による血圧の低下作用（抗高圧作用／降圧作用）や、抗酸化作用、抗血栓作用（心筋梗塞予防）も発現することなども明らかにされています。

　これまで、食べ物では、米穀類、肉や魚の栄養価値の重要性はよく知られていましたが、野菜の持つ総合的な力はようやく認知されるようになり、この著書は前述のスープ本の読者の方々から数多くの反響が寄せられ、それらの読者の反響は、例えば、抗糖尿病（予防）、抗メタボ、抗高血圧、便秘解消、抗高コレステロールなどの作用に加え、さらには美白関連や眼科領域、老人病、アンチエイジングから免疫など、予想を遥かに超えています。

　そのような状況にあって、本書の増補版の出版により、野菜の持つ総合的な健康機能に対して、より正確で深い科学的知識の裏付けの欲しい読者に、それなりの回答が出来れば幸いです。

令和2年7月　　　　　　　　　　　　　　　　　　　　　著者記す

は じ め に

　この本のもとになった『野菜はがん予防に有効か』を上梓して 12 年以上が経過した。著者は原著が絶版ということや、各方面から根強い再版の要望もうけ、この改訂版を決心した。その間、野菜についていえば、「野菜はがん予防に有効だ」と言い切っても差し支えのないほど、この分野の研究は進展した。

　さて、20 世紀に発展した栄養学は、戦中、戦後のわが国を始めとする先進国の国民の健康増進に大きく貢献したことは間違いない。しかしながら、多くの科学技術と同様に、栄養学上のパラダイムにも限界があり、改めて食事（栄養）と健康について考えてみると、様々なジレンマやパラドックスに行き当たる。炭水化物、タンパク質、脂質の三大栄養素の話は別として、例えば、ビタミンの本来の定義は多くの場合、体内で作ることのできない生命維持に必須の微量有機化合物で、固有の単一化合物にのみみられる固有の機能を有する物質と考えられていた。例えば、摂取量が微量とはいえ、ビタミン C なども成人一日必要量は 40 年前の 3〜4 倍となっている。また、これまで多くのビタミンの機能や効果の有効性の観察期間は、比較的短期間（数カ月〜）であった。

　ところが、今日のがんや循環器疾患を含む生活習慣病に関して言えば、単一成分というよりも複合成分の関与が重要であり、また時間のスパンも何年、あるいは何十年もの結果が重要になってくるといえる。また、逆に感染症や炎症などで、活性酸素などが激しく発生する病態においては、抗酸化成分の消費が激増し、健常人の普通の摂取量では全く不足するといえる。

　ビタミン C が熱により失活するという実験室の知見は、純粋なビタミン C の結晶標品の蒸留水溶液の話であって、野菜などに含まれる他の抗酸化能のあるフェノール性化合物の共存下では状況は全く異なる。また、現実の複合成分の影響が考慮されず、単純に生野菜のほうが温野

菜よりも優れているような表面的な知識が喧伝されている。このとき、生野菜の細胞内の多くの成分のバイオアベイラビリティ（bioavailability；生体利用性）がどうなるか、ほとんど考慮がなされていないように思う。また、野菜には何もビタミンCだけではなく、骨粗鬆症や肝がん予防のビタミンK、高血圧の素因となるナトリウム（Na）に拮抗するカリウム（K）、あるいは核酸代謝（DNAやRNAの合成）に重要な葉酸や、感染防御にも重要なビタミンB_2など、あるいは多面的な働きをするルテインや、フラボノイド／ポリフェノール類など多くが含まれており重要である。しかもその多くは熱安定性で、加熱によってこれらのバイオアベイラビリティが格段に上がる。このような事実を考えると、生野菜信仰から脱却しなければならなかったわけである。O157の食中毒の災難も、加熱しておけばよかったわけである。

　そのほかに鉄分の功罪、食用油の問題点なども、活性酸素がらみで重要な問題である。鉄や銅など遷移金属、あるいは肉類のミオグロビン、赤血球のヘモグロビンは、それ自身が酸化触媒であり、活性酸素の発生源となる。過酸化脂質とヘムが接触すると、過酸化脂質ラジカルとなる。これは長寿命型の分子種であり、かつDNAやタンパクを傷害する。鉄の輸送タンパク系に異常が知られているLECラットでは、血中鉄の過剰から肝硬変や肝がんが多発する。逆にヒトのC型肝炎ウイルスのキャリアーで、慢性肝炎があって肝がんの発生のリスクが高い人に対し、月に一度の瀉血（300mlほど）を行い、血中の鉄値（ヘモグロビン）を下げると、肝がんの発生リスクが下がるという研究もある。つまり、鉄分の過剰摂取は有害であり、鉄分の低摂取にも功ありということができる。

　このように生体内で生成するラジカルを消去する物質が、本来植物の葉や種子に多く含まれている。その種子から食用油を製造するときに、その精製過程で強力な抗ラジカル物質のほとんどは消失してしまっている。我々はナタネ原油中にキャノロールという新しい脂質ラジカルの抑制物質を見出したが、これを食餌に0.1％加え投与したところ、ピロリ

菌の慢性感染マウスにおいて、胃潰瘍や胃がんが 65％も抑制されたのである。そのような抗酸化や抗炎症作用をもつ物質が、野菜やコーヒー、お茶、各種豆類にも多く含まれることがわかってきた。

　感染から炎症状態になるということは、その局所で、スーパーオキサイド（$O_2^{\cdot-}$）、NO（一酸化窒素）、次亜塩素酸、H_2O_2、パーオキシナイトライト（$ONOO^-$）、亜硝酸イオンなどの生成が考えられ、変異細胞や薬剤耐性株の出現、さらには潰瘍や発がんの原因となることは今や明らかである。

　一方、最近の NO 研究の結果、野菜などに由来する亜硝酸や硝酸イオンは、生体内で容易に NO に変換され、かつて考えられていた発がんのリスクよりも、体内で NO となり抗ラジカル、抗脂質酸化作用、抗高血圧、がん予防の立場から有用であることがわかってきた。もっとも、亜硝酸ソーダは古くよりハムやソーセージに添加してある成分で、それ自身のもつ防腐作用の有用性はよく知られている。しかしながら、NO 生成があるところに、スーパーオキサイドが生成する場合は、両者からパーオキシナイトライトという、極めて反応性の強い分子が生体内ででき、これが生体にとっては不都合な物質の本体となることがわかってきた。つまり、これががんや炎症という病態を引き起こす。本書はこのような新しい知見も加えながら、これまでの古典栄養学を斜めに見据えて、多面的な切り口とする内容、とくに活性酸素をめぐる諸問題を中心に、この改訂版をまとめた次第である。

　平成 19 年　秋

　　　　　　　　　　　著者しるす

推薦のことば

愛知県がんセンター　名誉総長

5-A-DAY 協会　会長　　富永　祐民

　このたび、念願の改訂版が発刊されることになった。私は平成7年に発刊された初版を読み、野菜（特に、野菜スープ）のがん、老化予防効果に驚き、一般の人々を対象とした講演会などで、初版にも含まれていた本書の図2、図5、図30などをスライドにして本書のさわりを紹介してきた。多くの人に本書の講読を勧めたが、その後初版は増刷されておらず、残念に思っていた。

　今回、その後の研究成果や新しい知見も加え、一層充実した内容の改訂版が発刊されることになり喜んでいる。改訂版では初版に比べて活字が1段小さくなり、ページ数はほぼ同じでも内容は約5割増しになっている。初版に含まれていた重要な図表を残しつつ、各章で大幅な加筆、修正が行われている。炎症とがん、一酸化窒素の働きなどに関しても新しい知見が加えられ、読み応えがある。

　2004年の日本癌学会が福岡市で開催された際に、九州大学名誉教授の倉恒匡徳先生とお話しする機会があり、本書の147ページに紹介されている話をお聞きした。筆者もその数年前に人間ドックを受診し、眼底写真で白内障を指摘されていたので、その後はまじめに野菜スープ（主として薄味の野菜鍋）を摂るようにした。そのせいかどうかわからないが、数年前に明らかになっていた顔の老人斑が次第に薄くなっているのに気づいた。視力障害もほとんど無く、倉恒先生と同じように白内障が消えてしまっているのではないかと思っている。

　なお、私の肩書きに5 A DAY協会・会長とあるが、5 A DAY（野菜を1日に5皿摂取）運動は元々1991年にアメリカ合衆国で始まり（189

ページの図 51 参照）、2002 年にわが国でも設立されたものである。同協会の要請を受けて 2005 年から会長に就任しているが、そのきっかけは本書の初版を読み、野菜の健康パワーを知り、野菜摂取の普及に貢献しようと思ったからである。私は 2005 年から 2006 年にかけて厚生労働省の「健康日本 21」の中間評価に関わったが、2000 年から 2005 年にかけて日本人の野菜摂取量は増加しておらず、1 日 350 グラムの目標を達成するためには、さらにもう 1 皿分（約 70 グラム）の野菜を摂取する必要がある。

　私は疫学・予防医学を専攻しているが、一般に疫学では入口（原因）と出口（結果）が繋がっていることは明らかにできても、それがどのように繋がっているかは推測の域を脱しない。本書では、炎症とがんの因果関係を例にとっても単なる統計学的な関係でなく、実験結果に基づいて生物学的、生化学的、あるいは分子レベルで裏打ちをしている。多くの疫学的研究から野菜摂取のがん予防作用が報告されているが、将来の課題として野菜の種類と調理法による抗酸化作用の差も考慮した疫学的研究の実施と、それに基づく予防法の開発が必要である。もちろん、野菜の抗酸化作用は発がん抑制作用だけでなく、老化遅延作用もあるので、さらに広い視野で野菜の効用を評価する必要がある。

目　　次

21 世紀の健康を考える

活性酸素と野菜の力

1. 近代栄養学のパラダイムとパラドックス

——はじめに問題ありき——

1.1 近代栄養学のはざまにある諸問題を考える

　本書を書くにいたった経緯として筆者は 2、3 の点について、近代栄養学のパラダイムに矛盾を感じていた（この "近代" は "現代" とあえて区別していることに留意していただきたい）。その第 1 点は、これまでの栄養学は比較的中・短期の摂取不足や欠乏食によって引き起こされる疾患や生育不全、機能障害が、その研究焦点となった領域であった。これに対し、がんや成人病、動脈硬化等の予防に関与する栄養学の知識は、理論的・実験的事実の積み重ねに 10 年単位の長期間を有することもあって、近代栄養学ではあまり検討の対象となっていなかった。ただ、がんなどの疾患予防に、どちらかというと疫学的知見により、緑黄色野菜の摂取が勧められているのみである。

　この点に関して、これらの病気（老化とがん、動脈硬化など）に対する最も新しい考え方の共通項として、「酸素ラジカル」ともいえる一群のスーパーケミカルとでも呼ぶべき分子種が原因であることがわかってきた。それを中和するものが、野菜など植物由来食品成分に多く含まれ、その重要性がわかってきたことである。

　第 2 点は、これまでの栄養学では食物の摂取量と生体内での生理的利用可能量、すなわちバイオアベイラビリティ（bioavailabi1ity；生体利用性）の考えがあまりなく、例えば生野菜に含まれる成分が、そのまま 100％吸収され血中に到達するといったような考え方での議論がなされていることである。腸管での吸収効率の問題に加えて、さらに、例えば野菜本体からそれらの有用成分が腸管でどれほど単一分子として遊離されているのかという考えがあまりない。むしろ、100％遊離していると

● 近代栄養学の盲点として、がんや老化の研究のために必要な 10 年以上の長期にわたる観察検討の不足があげられる。現代栄養学ではその問題も、以下に記す諸問題も包含してほしいものである。

● 活性酸素という言葉は英語の reactive oxygen の訳で、その意味は「反応性のある酸素」という意味である。本書では酸素ラジカルと表記している。これを最近は各方面で ROS（reactive oxygen species、反応性のある酸素分子種）と呼ぶことが多くなった。同様に、一酸化窒素（Nitric oxide、NO と略）とその関連の高反応性窒素分子を RNS（reactive nitrogen species、反応性窒素分子種）と呼ばれている。

● がんや老化の共通原因として、酸素ラジカルの存在することがわかってきた。この酸素ラジカルの働きを中和する作用が、野菜などの植物由来食品成分に多く含まれている。しかし、近代栄養学では、そのような食物を食べさえすればその有効成分が 100％吸収されるという現実的でない想定がなされており、食物をどのような方法で摂取すればその有効成分が吸収され、血中に到達するかという研究（吸収学）が欠落していた。

● 市販のビタミン剤や薬剤も、その錠剤に含まれている成分が腸管から 100％吸収され血中（体の組織中）に入っていくという保証はない。ある種の錠剤は腸内で溶解しないものさえある。注射をすれば、薬物は最も確実に 100％体内に入れられる。そのため注射はよく効くのである。

● 一般に動物実験では実験前日から絶食したマウスに経口投与したデータが用いられる。これに対して、食後投与だと吸収は半分ぐらいのことも少なくない（例、アミノ酸）。

の考え方に基づいているのではなかろうか。これも事実とは全く違っている。

　第3の問題は、健康上あまり好ましからざる成分についての議論が、わが国では米国と比べれば、無神経といえるほど大変少ないことである。これを、適当な言葉がないので「反栄養素」というと、それらは栄養素ではないが食品成分で、中・長期にわたって過剰摂取をすると、体にとって有害と考えられる成分のことである（**図1**）[注*（次頁）]。米国では、食塩、脂質、コレステロール、および鉄分について長期過剰摂取の有害性が、ここ20年ほどにわたり、栄養健康雑誌はもちろんのこと、テレビコマーシャルその他の一般人向けのメディアレベルにおいても、日常的に指摘されている。前三者（食塩・脂質・コレステロール）と喫煙については、実際10年以上にわたるマサチューセッツ州のフラミンガム市におけるハーバード大学の研究が重要な結論を出している。

　また、最近のカリフォルニア大学の研究、その他多くの研究により鉄分の過剰摂取の有害性が指摘されている。我々（筆者と熊大微生物学教室のグループ）を含むいくつかのグループの研究によれば、過剰の鉄分は過酸化脂質と反応し、有害な過酸化脂質ラジカル（LOO・）を生成する[1, 2]。これは、細胞やDNAを傷害するからとくに問題である。米国の知識人の間では、この四者の反栄養成分の有害性が、広くかつ強く認識されており、脱脂牛乳は米国では普通であり、鉄分添加も今では控えめの傾向にあることについてもふれたい。

　以上の諸問題に対する有用な食品成分の機能としての共通点は、抗酸化、抗ラジカル作用であり、三大栄養素ではない非栄養素とでも呼べるものである（**表1**）。お茶や野菜を中心とした植物食品にその著明な活性がみられ、それをバイオアベイラビリティのよい形態で摂取することが望ましいことを示している。本書はそれらに焦点をあてつつ、多少独断的にまとめたものである。

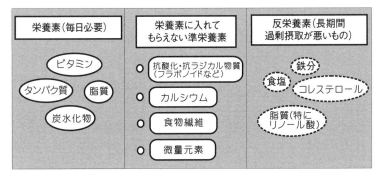

図1　食事に含まれる成分：栄養素・準栄養素・反栄養素

● 食塩、脂質、コレステロール、鉄分の長期過剰摂取は有害とされている。

　前三者についての日米における認識は共通と思われるが、鉄分については米国ではその有害性の認識が高く、その添加も控え目となっているのに対し、日本では一般的にはその認識が低い（図24、p.107 参照）。

● 過剰の鉄分は過酸化脂質と反応し、有害な過酸化脂質ラジカル（細胞やDNAを傷害する）を生成する。

● 生体に含まれる成分のフェリチン、ラクトフェリン（乳や涙に含まれる）、トランスフェリン（血中に存在）は遊離の鉄イオンを捕捉する。こうなると鉄はラジカルの生成をしなくなる。つまり、フェリチンやトランスフェリンも抗ラジカル成分といえる。

● 過酸化脂質ラジカル（LOO・）は食品の脂質過酸化物から生ずる。化学的にはアルキルパーオキシラジカルの1つといえる。

表1　準栄養素の最近の進歩

・多くは抗酸化成分
・ミネラル（K、Mg、Ca、Zn、Se）の再認識 （これらによるがん、高血圧、糖尿病、骨粗鬆症、 　痴呆、うつ病などの予防）

● 注＊：ここでいう反栄養素ではないが、最近の日本には多くの食品に好ましからざる微量残留物（毒物とでもいえる）を含む食品が多く、例えば、GMO食品中の農薬、ビールやソフトドリンクのBPA（ペイントの成分）、肉類中の女性ホルモンなどがある（文献3, 4）。

1.2　試験管 vs. 生体内

　今世紀に入ってからの栄養学は、わが国の国民の栄養改善に大きく貢献した。米食を中心としたわが国の食生活において、ビタミン B_1 やリジンの欠乏が、脚気や発育不良をもたらす大きな原因となっていたが、栄養学の知識を応用することによって、それらを改善した点などは栄養学の貢献の代表例といえる。

　ここで、これまでの栄養学の根幹の 1 つであるビタミンの定義についてふり返って考えてみると、ビタミンとは、①微量有機化合物で、②生まれたばかりの動物の成長に必須で、欠乏すると出血、骨形成、成長・機能不全などを起こす。しかし、その生体での作用の観察期間は、比較的短・中期の摂取期間に限られている。それに対し、長期間かかって成立する疾患のがん（10〜20 年もかかるものも多い）や動脈硬化などの成人病予防因子として、あるいは感染症や炎症のような病態下の異常状態に対して有用で、治癒を促進するような栄養成分の必要性が激増したような場合については、栄養学ではほとんど検討されていないと言えよう。その結果、病態栄養学や予防栄養学の考え方は、食品栄養学ではほとんど無視されているといってもさしつかえない。病態栄養学的な観点における生体の栄養要求性は、生理的状態（普通の健康維持のとき）と比べ別のものである。

　さて、我々は日常的にある野菜などの植物性食品に、数多くの酸素ラジカル（後で詳しく述べる）の消去物質といわれる酸素ラジカル中和物質が含まれていることを知っている。例えば、ビタミン C、ビタミン E やベータカロテン（プロビタミン A）、さらにビタミン K などがそれである。しかしながら、これらのビタミン以外にもそのような作用のある物質、あるいは成分が数多く存在する。それらの物質はフラボノイドやポリフェノールあるいはカロテノイドと呼ばれるもので、必ずしも単一ではなく複合して存在する物質である。また、その他にヴァニリン、ヴァニリン酸、カフェー酸、没食子酸など数多くの植物性芳香族化合物

● 近代栄養学は日本の国民の栄養改善に大きく貢献してきた。しかし、その範囲は主として生体要求性に限定される傾向があり、病態栄養学や予防栄養学の考えはほとんど無視されていた。

● ベータカロテン＝ β–carotene のことでカロチンともいう

● 酸素ラジカル：後の章で詳しく述べるが「活性酸素」あるいは単に「ラジカル」ともいう。これらの分子種をまとめて、専門家は最近しばしば「ROS（reactive oxygen species；活性（反応性）酸素分子種）」という。

● 酸素ラジカル発生の要因となる食物の長期摂取を避け、反対に抗酸化・抗ラジカル作用をもつ食品の摂取がのぞましい。

● お茶や野菜を中心とした植物性食品に著名な抗酸化・抗ラジカル作用があって、老化やがんの発生を予防する。

● 酸素ラジカルを中和する物質に、いわゆるビタミン類（ビタミン C、ビタミン E、ビタミン A など）がある。

● フラボノイド：有色植物由来で、ビタミンではないが酸素ラジカルを強力に中和する物質。

● ポリフェノール：有色、無色の植物（野菜、果物など）に含まれており、これも酸素ラジカルを中和する。酸化されて褐色になるものが多く、リンゴ、サトイモなども見のがせない。

● ヴァニリン：ヴァニラアイスクリームやパンケーキなどに使用される香料。抗酸化、抗ラジカル活性を有する。

が、一般に強い酸素ラジカル中和能を有することがわかってきた[2]。これらのあるものは、1930年代に一時ビタミン（ビタミンP、後述）と考えられていたものもある。

本書の重要テーマの1つとして酸素ラジカルをとりあげるのであるが、それは別に記すように、がん、老化、動脈硬化、アトピー性皮膚炎、種々の潰瘍、リウマチ、アルツハイマー病、白内症、その他数多くの急性型や慢性型の疾患の大半が、酸素ラジカルに短期あるいは長期間（数年以上）さらされることによって生ずる病態であるとも考えられている。野菜その他の植物性食品中に含まれる各種物質が、この酸素ラジカルの毒力を中和することから、上記のような各種の疾患を予防するためには、これらの食品を上手に調理・摂取することが重要になる（**表1**）。

またこれら植物成分が、前述のビタミンの定義に合致しないために重要な栄養素であるにもかかわらず、見過ごされていると筆者は考え、それを近代栄養学において未解決の問題点ではないかと指摘したい。

未解決であった理由の背後には、在来の栄養学では"単一物質の欠乏による単一疾患"のような、一対一の対応が明確でないと科学では受け入れられないために、このようなビタミンの定義からすると、多様性のあるフラボノイド類はあてはまらないといえる。

栄養学で、上記のような酸素ラジカルを中和する個々の成分の研究はもちろん重要であるが、おびただしい数の化合物が同様の作用をもっているのであるから簡単ではない。何しろフラボノイドだけで、約4,000種もの異なった化学構造があることが知られている。さらに「食品まるごと」として（つまり、個々の成分ではなく）、どの食品がどれくらいラジカルの中和力が強いかという立場で研究をしないと、消費者の立場からすると、いくらビタミンCとかEとか個々の純粋結晶化した単一化合物の物質名がわかっていても意味がない。単一物質それだけを摂取してその他の食品（食事）をとらない人はいないのだから迷ってしまう。がんや成人病のように、長期摂取を前提として考えると、我々は

● 酸素ラジカルに起因する疾患としてはがん・老化にとどまらず、動脈硬化、アトピー性皮膚炎、種々の潰瘍、リウマチ、アルツハイマー病など老人痴呆、白内症、日焼け、骨粗鬆症、その他数多くの急性型や慢性型の疾患がある。野菜その他植物性食品中に含まれる各種物質が、この酸素ラジカルを中和する力をもっている。その力は単一物質として、生理作用を示すビタミン A や C、E だけでなく、4,000 種類もあるといわれるフラボノイドやポリフェノールとよばれる複合物質や、それ以外の植物成分にも含まれており、いわば食品まるごとの中に含まれている。

● 食品を食べる側（一般市民）の立場としては、個々の成分ではなく食品まるごとでどれだけラジカル中和能力があり、それをどのような形（生か煮汁か）で摂取するのが最も有効であるかということが知りたい。

● 野菜や果実などの生ものは、栽培環境や条件で、それに含まれる有用成分は 10 倍も変わることがある。

● 収穫後、野菜を冷蔵庫に保存すると毎日 10% 近くビタミン含量は低下する。

● トウモロコシはトリプトファン含量が低く、タンパク質源としては有用性は低いが、それは市販の品種改良されたトウモロコシの場合であって、アンデスなどの原種のトウモロコシは、それより約 2 倍優れている。収量（重さ：商業価値）のみから考えると、現代の品種が上であるが、アンデスの原種はタンパク質含量で約 3 倍、必須アミノ酸含量で 2〜3 倍は優れている [5]。

個々のビタミン含量では表せない、食品まるごとの抗酸化能の力価を決めるべき時代に来ていると考えている。

　これに対し、そのような食品（野菜）まるごとの値というものは、収穫時期、収穫前の気象（日照、気温その他）と施肥、栽培場所（地方、日当たり具合、土質など）、収穫後の経過時間、保存状態（条件）、収穫後の処理状態（条件）等々の違いで、数倍～百倍以上の変動がみられる。例えば、「日本茶」といってもそのような条件のうち、どれ1つ違っても再現性がない。再現性が乏しいから、厳密な学術論文にはなりにくい。論文にならないから、第一級の科学者はどちらかというと誰も真面目に取り組まない。論文になったとしても、立派な学術論文と評価されない。大きなジレンマである。

　一方、きのこを含め、最近の「野菜スープ」の流行などにみられるように、世の中には根強い健康食ブームがある。事実、あるいはそれらを摂取すると、たしかによくなる（との読者からの声は多い）。そのためか、多くの健康雑誌が、あいも変わらず特集を組んでいる。筆者としては、できるだけこれらのドグマあるいはパラダイムに対し、新しい光をあてて考えてみたい。

文　献

1)　Akaike T *et al.*, Arch Biochem Biophys 294, 55–63 (1992)
2)　Sawa T *et al.*, J Agr Food Chem 47, 397–402 (1999)
3)　有吉佐和子,『複合汚染』, 新潮社, 1979
4)　奥野修司 他. 週刊新潮. 2020 年 3/19 p.38, 3/26 p.42, 4/2 p.42, 4/9 p.42, 4/16 p.42, 4/23 p.48, 4/30 p.42, 5/7 p.14, 6/18 p.44 の 9 編
5)　泉谷希光, 学士会会報 No.858, 114–120 (2006, Ⅲ)

野菜など植物性食品について：

● きのこや野菜スープといった民間療法、健康食に新しい光をあてて考えてみたい。

● 生野菜からは抗酸素ラジカル成分のほとんどは抽出されず、95〜100℃のお湯で5分煮ることによってその成分の大半は上清（汁）中に抽出される。つまり熱によって植物の細胞壁が壊されて有効成分が抽出され、人体に利用可能となるのである。もちろん多くのセルロース類も溶け出てくる（図2、p.15 参照）。

● 野菜スープ中にはセルロースやヘミセルロース、ペクチンが多量に含まれている。とくにヘミセルロースやペクチンは加熱で溶け出してくる。

● 海草にもセルロース類似の多糖類が多い。その多くは加熱で溶出する。代表例はわが国古来の天草（テングサ）で、溶出するのは「かんてん」で、アガーともいわれる。

● 加熱で溶出される野菜の繊維成分はいわゆる食物繊維といわれ、これらは腸内の善玉菌の増殖を促し、便秘の予防にもよい。

● キノコ類から加熱で溶け出す多糖はとくに免疫力の活性化作用があるものが多い。

● ほとんどの動物は自前でグルコースからアスコルビン酸（ビタミンC）を体内で作るが、ヒトをはじめとする霊長類にはその能力がない。

● アスコルビン酸が酸化されるとデヒドロアスコルビン酸になるが、どちらにもビタミンCとしての効力がある。科学技術庁資源調査会編の「日本食品成分表」のビタミンCとは、食品中のアスコルビン酸（還元型ビタミンC）とデヒドロアスコルビン酸（酸化型ビタミンC）を足した値である。

● 他の多くの動物と異なり、ヒトにはアスコルビン酸を自前で合成する能力がないため、デヒドロアスコルビン酸を細胞内に取り込んで、アスコルビン酸に還元する系は重要である。しかし、酸化的ストレスが持続すると、アスコルビン酸へとリサイクルされずに、2,3-ジケトグルクロン酸を経て脱炭酸される。糖尿病ではそのような状態になっている。

2. 「ビタミン C は熱に弱い」の迷信
――野菜はスープが一番――

　第二次大戦後の栄養（ビタミン）不足に対し、実験栄養学ではビタミン C の破壊を考え、野菜は生野菜での摂取、つまりサラダとしての摂取を推奨してきたといえる。これはもともと米国から来た考え方かもしれない。この点に対して、著者は栄養学者のこれまでの考え方とは軌を異にしている。

　我々の、とくに抗酸素ラジカル成分（本書では酸素ラジカルを活性酸素と同義語的に使用する）の有用性に基づいた実験結果からいえることは、抗ラジカル成分は常温においては、生のままでは野菜の植物細胞の内部から外へは、つまり細胞の外側の水の中へはほとんど（90％以上）抽出されてこない。ビタミン C のような水溶性成分はもちろん、いくつかの油溶性成分も含めて、95〜100℃のお湯で 5 分煮ることによって 80％以上は上清（スープ）中に出てくると考えられる。つまり、加熱して植物の細胞壁を壊すことによって初めて、このような有効成分が生体に available（利用可能）な「バイオアベイラブル」状態になってくると言える。

　ヒトとヒト以外の動物では、植物（セルロース）の消化力に大きな差がある。ヒト以外の動物では、生の植物を摂取してもその細胞の中から有効成分を体内に取り入れることができる場合が多い。植物の細胞壁はいくつかの繊維質成分から成っており、その主要成分であるセルロースを消化する酵素（セルラーゼ）をわれわれ人間はもっていない。しかし、草食性の動物は、消化管の中にセルロースを分解する微生物を棲まわせていて、胃あるいは盲腸で発酵を行っている。ヒトは大腸発酵のグループに属してはいるが、硬い繊維質を十分に発酵させるほどには大腸

● 野菜などの有用成分（例えばビタミンＣ）は、収穫後の貯蔵条件によっては大幅に減少し、冷蔵庫に１週間保存するだけで、1/2 から 1/3 になる。

● 通常の家庭の調理条件におけるビタミンＣの分解は 10〜40％減。

● 生のほうれん草のビタミンＣは 5℃、１週間の保存で約 55％、室温で２日間で約 70％となる。

● ゆでたほうれん草のビタミンＣは生より速く分解する。

● 凍結保存でもビタミンＣは生より速く分解し、減少する。

● 加熱によるビタミンＣの分解以上に大切なことは、保存中の分解である。１週間冷蔵庫に入れておくと、５分の煮沸で失われるほどのビタミンＣが失われる。ビタミンＣ以外の有用成分も貯蔵中に減少する。野菜は新鮮が第一。

● ビタミンＣは加熱によって分解（酸化）するということがあまりにも喧伝されているが、じゃがいもや多くの野菜などはまるごと加熱されてもビタミンＣの大半（60％）は安定して残っている。煮汁（スープ）のほうに移っているのを見落とし、捨てているのである。

● NADH および NADPH はビタミンＢ複合体の１つで、ニコチンアミドの誘導体。生体の酸化と還元反応のリサイクルに必須の要素。

は長くはなく、セルラーゼを産生する腸内微生物を棲まわせていない。そのため、多くの植物を生のまま食べたのでは、細胞内の成分はそう容易には溶け出さない。検便で糞便の検体を顕微鏡で検査すると、生野菜はほとんど生の細胞の状態のまま排泄されているという。野外で排泄するとすぐに昆虫が集まってくるのは、糞便に消化吸収されなかった栄養成分が豊富だからである。

　野菜を水に入れて加熱すると、野菜の細胞壁の間質の糊として働いているヘミセルロースやペクチンは溶出し（プロトペクチンがペクチンとなり可溶化する）、さらに細胞の分離、破壊、伸縮による断裂、細胞内の腔泡内ガスの膨張など、いくつかの作用が組み合わさって細胞壁の破壊が起こる（**図2**）。また同時に、セルロースに結合している成分の離脱（脱着）が起こり、細胞内容物の溶出が容易に進むと考えられる。つまり、スープの中に溶け出すのである。生の野菜を噛むだけでは、超微細（ミクロンの大きさ）細胞、あるいは組織の分離と大まかな断裂は生じても、内容物の溶出にはあまり役立っていないと言える。多少よく噛む程度では、その咀嚼物は、このような植物細胞の大きさよりも100〜1000倍も大きいわけで、大半の細胞はつぶれていないし、その内容物も溶け出さない[1]。

　一般に、多くの市井人はビタミンCの加熱による分解（酸化）があまりにも喧伝されたために、それによる栄養価の低下が心配で、野菜は生で摂ることによるメリットがはるかに大きいと信じている。しかし、ビタミンCはじゃがいもや多くの野菜などのまるごとの加熱では大半、場合によってはほとんど分解されることなく、安定に残っているのである（つまり試験管内の水溶液でのモデル実験とは全く異なる）。これは他の抗酸化成分と共存しているためである。また、アスコルビン酸（還元型ビタミンC）が酸化されたとしても、それによってできるデヒドロアスコルビン酸（酸化型ビタミンC）もまた小腸から吸収され、ビタミンCとしての効力を発揮する。すなわち、加熱の酸化は無視できるといえる。

　図3に、動物の細胞膜における、脂質に対する酸化的作用は、ビタ

Data & Note

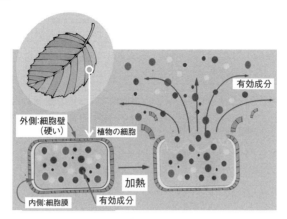

図2　野菜などの植物細胞は加熱すると壊れる

生の植物細胞はヒトの消化液では壊れない。野菜の有用成分は煮汁（スープ）中に溶出する。

図3　細胞膜における脂質の酸化と
　　　ビタミンE（E）、ビタミンC（C）、
　　　NADHによる再生と再循環

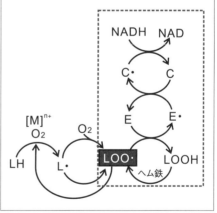

細胞膜のビタミンEは脂質ラジカル（LOO・）を還元的に消去し、自身はビタミンEラジカル（E・, α−トコフェロキシラジカル）となる。ビタミンEラジカルはビタミンC（アスコルビン酸）により再生する。ビタミンCはEラジカル（E・）の電子をうけとり、ビタミンCラジカル（C・）となるが、その電子（・）をNADHに渡し、自らは再生する。このスキームを破線内に示した。

　過酸化脂質はヘム鉄などにより、LOO・となるが、この化学反応性（DNA傷害など）は強く、生体にとって問題である。この抗酸化メカニズムに複数のビタミンが必要であることに注意。LH；脂質分子、L・；アルキルラジカル、LOOH；過酸化脂質、LOO・；アルキルパーオキシラジカル、M^{n+}；鉄、銅など遷移金属

15

ミンE／ビタミンC／NADHの共役的な相互作用によって、細胞膜の酸化的傷害が防御されていることを示した。これは、ビタミンCのみでも、あるいはEのみでも、ラジカル分子（ビタミンCはアスコルビン酸ラジカル；ビタミンEはビタミンEラジカル）になり得るのであって、単一物質のみの存在する試験管内のモデル実験のデータは、生体では決してあてはまらないことの例である。

　このように、複数の成分が互いに共役して防御している系は複合防御系といえる。公害の複合汚染とは逆に、多成分であることが生体をより安全な方向に向かわせているのである。植物細胞ではこれらのビタミンCやEに加えて、フラボノイド類などのおびただしい抗酸化物質が共存しているが、動物体内ではこれら防御物質はほとんど合成されない。つまり、我々はそれを植物から頂戴せねばならない。もちろん、グルタチオンや各種酵素タンパクのようなものは別として（**表5**、p.29、**表6**、p.33他参照）。

　さらに、多くの植物はタンニンを含んでおり、これは消化酵素を変性・不活性化するので、我々の体には不都合である。しかし、パンダやコアラが植物の葉を好んで食べても、それが消化され、栄養になる理由は、彼らの腸内細菌がタンニン分解酵素（タンニナーゼ）を産生し、それによって腸管の酵素が働くことができるためである。また別の菌がセルラーゼやリグニナーゼを産生し、植物の細胞壁のセルロースやリグニンを分解し、宿主動物はその生成物を利用できるようになる。つまり、腸内細菌との共生による御利益によって、パンダもコアラも、あるいは材木を食べる白アリも同じようにして生きているのである。また、タンニンはタンパク質変性固定の鞣し剤として古くより用いられている。

　濃いタンニンは、胃の上皮細胞も変性することが考えられる。つまり、タンニンが強すぎると胃の上皮細胞が傷害をうけ炎症が進行し、それに付随して細胞分裂が誘発される。同時に炎症に伴うラジカル産生（7章参照）によって突然変異率が上がり、がん化が進行すると筆者は考える。事実、培養したヒトや動物の細胞に、お茶をわずか加えるだけ

Data & Note

● リグニナーゼ：材木などの木質構造成分のリグニンを分解する酵素（語尾にアーゼ ase がつくと分解酵素を示す）。

● セルラーゼ：セルロースを分解する酵素。

● 白アリはセルラーゼをもっているが、腸管のカビがセルラーゼやリグニナーゼを産生する。パンダやコアラは腸内のカビと有益な共生関係にある。

● 濃いお茶よりも薄いお茶のほうが、発がんをより抑えるとの研究報告がなされている[2]。

● JJCR：Japanese Journal of Cancer Research（日本癌学会英文誌）。なお、2005 年に雑誌名が変更され、現在は「Cancer Science」となっている。

● リグニンやポリフェノールは、酸素ラジカルから余分の電子を好んでもらい、自らもラジカルとなるが、それらの分子構造は大きく、その分子の一部がラジカル化したものにさらにラジカル分子が当たると、ラジカル・ラジカル（電子・電子）の反応により、ラジカルが中和（消失）する。従って、このような分子はラジカル消去分子といえる。ヒトなどの生体では黒色色素のメラニンが、これらに相当する。

● 野菜の煮汁やスープには、酸素ラジカル中和能力でいえば、生と比べて数倍から 100 倍以上も有効成分が溶け出している（図 4、5 参照）。

● お茶は製造過程でもともと加熱されて細胞壁が壊されており、お湯（熱水）を加えることによって容易にその有効成分が抽出される（p.21、表 2 参照）。

● 市販のもやしは緑豆に水を加え発芽後約 1 週間のもので、ラジカル捕捉活性の最も高くなったころで市場に出されている。

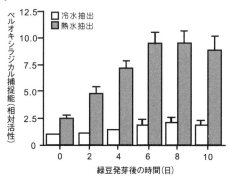

図 4　もやしの熱水抽出液と冷水抽出液の抗酸化活性[3]

緑豆の発芽物であるもやしも、加熱したほうが有効成分を多くとりだすことができる。また、発芽 1 週間でフラボノイド含量が最高に増加する[3]。冷水抽出はもやしを乳鉢ですりつぶしたものの上清液。

17

で細胞は 死んでしまう。濃いお茶よりも薄いお茶のほうが、発がんをより抑えるとの研究報告が秋田大学の成沢教授ら（JJCR、1993年)[2]により発表されているのもこのためかもしれない。

　生野菜の問題といえば、お茶について考えてみるとわかる。生がよいからといって、生のお茶の葉をサラダにする人はいない。すべてのお茶の葉は製造過程であらかじめ熱処理がなされており、しかも熱いお湯を注いで有効成分は抽出され、飲用に供されている。生の茶の葉は冷水や室温水では有効成分は全く抽出されてこないのである（p.21、表2参照）。

　野菜一般の熱水抽出成分（煮汁やスープ）の中には、酸素ラジカル中和能でいえば、生と比べて、多くの場合2〜100倍以上も有効成分が溶け出している（図4、5）ので、煮汁（ゆで汁）を捨てることのロスのほうが重大と考えられることに注意すべきである。

　逆に無農薬、減農薬栽培の生野菜であれば、付着している寄生虫の卵やO157（病原性大腸菌の1つ）も心配である。虫が付くということは、土壌と野菜の化学的汚染が非常に少ないという意味で安全ではあるが。

　また、現今の加工食品、駅の売店のお茶をはじめ、ほとんどの加工食品に、ビタミンCが食品添加物（酸化防止剤、栄養強化剤）として添加されている。ビタミンCくらい安く作れるビタミンはなく、ビタミンC添加商品はまわりにあふれている。加熱によりビタミンCが破壊されてしまうからといって、生野菜を摂ることより、その他の多数の熱安定でかつ有用な成分（後で述べるフラボノイドはもちろんのこと、葉酸、ニコチン酸などビタミンB複合体やビタミンKやカルシウム、その他）が利用されずに、排泄されるというロスのほうがはるかに大きいことに注意をはらい、改めるべきであろうと信じている。

　ちなみに、山伏や比叡山の千日行などをこなした大阿舎利と呼ばれる人の「行」のときの食事を尋ねてみると、野菜は生では食べず、すべて熱をかけたものであり、根も葉もすべて食べるそうである。さらにまた、サラダ文化が入ってくる以前のヨーロッパでは、すべて野菜は煮て食しているが、壊血病（ビタミンC欠乏症）はなかったのである。

活性酸素と野菜の力 <改訂増補>

正誤表

頁	該当箇所	誤	正
19	図5	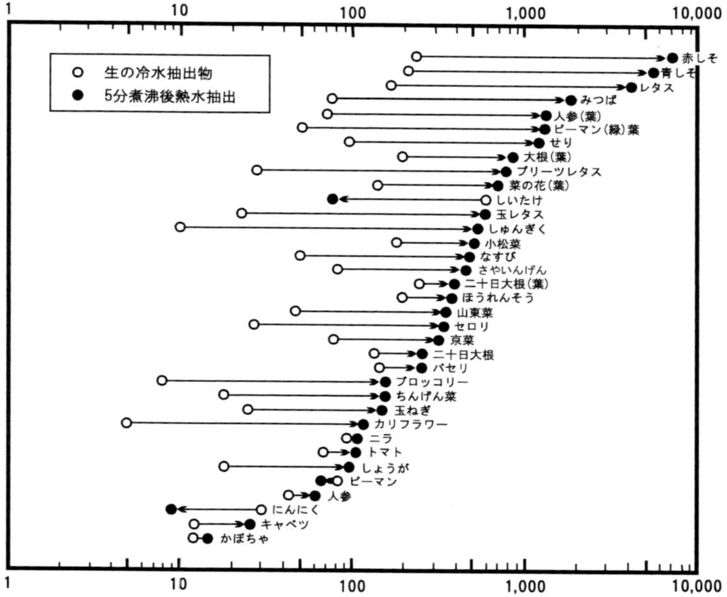	
97	図20	20. にら	20. ふき
	食品名	49. チャイブ	49. にら

図5（正）

凡例：
○ 生の冷水抽出物
● 5分煮沸後熱水抽出物

横軸：1 〜 10 〜 100 〜 1,000 〜 10,000

食品名：素じそ、青じそ、レタス、みつば、人参(葉)、ピーマン(緑)葉、せり、大根(葉)、グリーンレタス、菜の花(葉)、しいたけ、玉レタス、小松菜、しゅんぎく、なすび、さやいんげん、二十日大根(葉)、ほうれんそう、セロリ、山東菜、京菜、パセリ、ブロッコリー、二十日大根、ちんげん菜、玉ねぎ、カリフラワー、にら、トマト、しょうが、ピーマン、人参、にんにく、キャベツ、かぼちゃ

〈幸書房〉

Data & Note

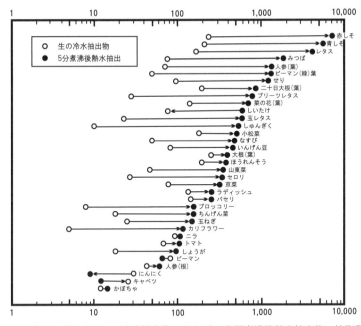

**図5　各種野菜の生のまま冷水抽出物、および5分間煮沸後熱水抽出物の抗脂質
ラジカル活性の比較** [1]

数字が高いほど活性が強い。ほとんどの野菜は煮沸後にスープの値が大幅に上昇する。
よもぎは赤しその上にある [1]。

● 山伏や大阿舎利は、野菜の根も葉も煮て食べていた。「生野菜のサラダ」はまだ短い歴
史であり、それ以前のヨーロッパではすべて野菜は煮て食しており壊血病もなかった。
中国でも生野菜は食べない。

● 野菜はビタミンKやビタミンB群の1つ葉酸が豊富であり、これらは比較的熱に安定
である。葉酸はメチルトランスフェラーゼ群の補酵素として働くほか、DNA合成にも
欠かせない。欠乏によって貧血を起こし、骨髄細胞の分裂が損なわれるほか、成人での
心臓血管病と、妊婦での胎児二分脊椎の発症リスクが増加する。最近は、葉酸摂取によ
る脊椎損傷の防止、大腸がんやアルツハイマー病の予防の可能性が示唆されている。

● 野草や野菜に含まれるビタミンKはカルシウムの利用効率を高める。尿中へのカルシ
ウム排出も抑える。ビタミンKは熱に安定で野菜スープ中に多い。出血予防のほかに
骨粗鬆症などの骨代謝改善に加え、副甲状腺機能の正常化にも有用である [4]。

● 強力な酸素ラジカル中和成分の1つであるグルタチオンも野菜類に多く含まれている。

もう一つの加熱の効能は、今日ではファイトケミカルといわれる植物由来の機能性有用成分の有効利用である。野菜は即ち、植物の細胞でできており、植物の細胞は細菌の細胞などと同じように細胞をくるむ膜の外側にカプセル状の細胞壁で囲まれた構造で二重構造をとっていることである（**図2**）。その一番外側の殻はカプセル状で、細胞壁と呼ばれる固い構造物で、セルロースやヘミセルロースを主体とする多糖系の成分であるので、少々噛んでも壊れない。その内側の細胞膜は柔らかい層で、動物細胞と同様に軟らかく、壊れ易い膜構造を持っている。車の車輪のチューブとタイヤの関係である。この外側の固い殻はすりつぶすのにも時間がかかるが、加熱煮沸すれば細胞は容易に破裂して多くの場合10分もすると細胞内の有効成分は煮汁（スープ）中に放出される（**図2**を参照）。その細胞内から溶液（スープ）中へ放出される有効成分（機能性成分は、植物性化学物質であるので、英語ではファイトケミカルといわれている。ファイトはもともとギリシャ語のphyto（フィト）で、植物という意味である。何れにしろ、野菜を生ですりつぶしたときの倍から数十倍、さらに百倍にも増加する。**図5**にその様子を示している。

　このスープの中には、野菜のもつ豊富で重要な抗酸化成分のポリフェノール、カロテノイド、フラボノイドが多量に含まれている。それに加え、前記のビタミンCの他に葉酸やビタミンK、さらに多くのカロテノイドなど大変重要なものが豊富にある。ホウレン草にはそのカロテノイドの一つ、ルテインが最も多く含まれている。これは紫外線から生ずる活性酸素の一種一重項酸素の強力な中和剤である（p.27、表3, 4参照）。同じく抗酸化成分のビタミンE（トコフェロール）は植物の種子に存在していて、ナタネ、玄米、エダ豆、アーモンドの他、カボチャなどに多い。このような水溶性のスープになれば、効率よく腸で吸収される状態になっている。これに対して、生野菜からは、野菜の細胞内からこれら機能性成分は充分に放出されずにもとの野菜の細胞内に残ったままでいるため、腸から吸収されず排泄されるので広い意味で栄養価は低い。

Data & Note

● 生野菜は、寄生虫の卵や強力な病原性大腸菌のＯ157の他にＡ型肝炎ウイルスの食中
毒原因になったことがある。これは、メキシコ産の細ネギをサラダに使ったことが原因
で、Ａ型肝炎ウイルス中毒事件になったことが、2006年に報告されている。米国のフィ
ラデルフィアを中心に起こったものであるが、今や食品流通の国際化が進み、とんでも
ないことが起こりうるという例であろう。

表2　茶葉の加工による相対的SOD活性の増加

生茶葉	1倍
水蒸気処理（2hr）	7倍
（蒸し工程） 好気醗酵後　4日	30倍
5日	40倍
嫌気醗酵後	49倍
日光下乾燥　1日	36倍
2日	32倍

（文献）：島村智子ら、高知大、日本食品化学工学会誌 55, 640-644 (2008)

ノート：図6　スープの作り方

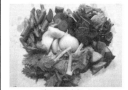

A. 適当な大きさに切る

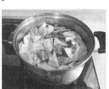

B. 鍋に入れ、適量の水（2〜3L）を
加え、加熱（30分〜1時間）

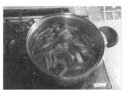

C. 野菜が柔らかくなったところで、

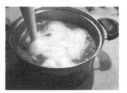

D. バーミックスで5〜10分撹拌

E. 出来上がり

少々固めの野菜（大根や
ニンジンの葉、セロリ根
／茎部、ブロッコリの茎、
それにナスは油で炒めて
から煮るとよい。

（参考文献 5,6）

これらのファイトケミカルは多くは低分子であるが、セルロースのような多糖も加熱によっては初めて水溶性となる。グルカンはブドウ糖やキシロース、その他の糖類が鎖状に長く連結しており、これらは特に免疫細胞を活性化する。でんぷんや寒天、あるいはペクチンなどは加熱によって溶ける多糖の例である。きのこ類には特にこの加熱で可溶化した多糖がスープ中に出てくるが、キノコの可溶性セルロースは可溶性繊維とも言われ、古くより免疫力の増強作用はよく知られている。また、これらは腸内細菌も善玉菌を優位にすると考えられる。

　野菜スープの作り方の例（調理法）をノートのところに記載しているが、飲みやすくするために、**図6**［ノート］のように煮沸したあとハンドミキサーを5〜10分かけると、繊維分子もよく分散し、そのまま飲み込めるので都合がよい[5,6]。

文　献

1)　Maeda H *et al.*, Jpn J Cancer Res 83, 923–928 (1992)
2)　Narisawa T & Fukaura Y, Jpn J Cancer Res 84, 1007–1009 (1993)
3)　Sawa T *et al.*, J Agr Food Chem 47, 397–402 (1999)
4)　Shearer MJ, Lancet 345, 229–234 (1995)
5)　前田　浩. 最強の野菜スープ，マキノ出版 2017.
6)　前田　浩，古澤靖子. 最強の野菜スープ. 活用レシピ，マキノ出版 2018.

ノート：おいしく楽しく食べてこそ幸せ（図6の作り方）

　我が家では、週2〜3回まとめて作り、冷やしてから小分けにして冷蔵庫で保存しています。野菜を煮る時間は、20〜40分くらいです。野菜が煮えたらハンドミキサーを使って5〜10分でトロトロのスープ状（ポタージュ）になり、口当たりのいいスープになります。（図A、B、C、D、E）もちろん、ポタージュ状にしなくても、そのままの状態で食べてかまいません。

　多種類の野菜を入れることで、抗酸化作用を高めることができるので、スープには6〜8種類ほど野菜を入れるようにしています。写真は、ある日の我が家の野菜スープの材料です。タマネギ、ニンジン、キャベツ、カボチャ、セロリ、ブロッコリーの茎などが入っています。ルテインが多いホウレンソウやコマツナなど葉ものは、1種は入れるようにしています。ルテインは、ニンジンのβカロテンや、トマトのリコピンより何倍も抗酸化作用が強いのです。ゴボウなど根菜類も活性酸素を消去してくれるのでお勧めです。ダイコンとくに葉の方など余った部分もムダにせず使えます。キノコもすべて良い素材です。野菜スープを食べる量に決まりはありませんが、私は大きめマグカップに6〜7割ほど入れ、朝食と一緒にとっています。味付けは、減塩を心がけているので、特にしていません。しかし、その日の気分で、たまには出汁しょう油、みそや岩塩を隠し味に入れることもあります。少しスープに足すだけで、味がぐっとおいしくなります。お好みで、スパイスを加えてもいいでしょう。たとえば、カレー粉に含まれるクルクミンには強い抗酸化作用があるので、とてもいいと思います。　野菜を選ぶなら、ハウス栽培のものはなるべく避け、露地物を選ぶことをお勧めします。太陽光を強く浴びた緑の濃い野菜ほど、抗酸化作用は強くなるからです。

　楽しく、おいしく食べてこそ食事です。「病気にならないために食べる」というよりも、野菜の滋味がつまったスープをおいしく味わって、気軽に長く続けることが大事でしょう。

3. 古典化学を超える分子種とその状態： スーパーケミカルズ
—— 我々はそれから逃れられない ——

3.1 活性酸素と酸素ラジカル

　「古典化学を超える」とはオーバーな表現であるが、通常の化学式では酸素は O_2 とか、過酸化脂質は LOOH と書くが、ラジカル分子には余分の電子がそれらにさらに1個ついているので、$O_2{}^{\cdot-}$（スーパーオキサイドアニオンラジカル）とか、LOO·（過酸化脂質ラジカル）と表記され、水酸ラジカル（またはヒドロキシラジカルとも呼ぶ）は ·OH と記し、余分の点（·、電子）がついている。これがラジカル分子を構造式で示したときの特徴である（**表3**）。

　夏の太陽光には強い紫外線が含まれていることはよく知られている。しかし、そのような紫外線を毎日長時間にわたって照射を受けているにもかかわらず、多くの植物はそれによって障害を受けることもなく順調に生育している。このとき、紫外線と水によって生ずる酸素ラジカルは相当な量と考えられるが、それにもかかわらず植物はよく生育する。それは、進化の過程でこのような酸素ラジカルによる障害（酸化的ストレス）を回避する機構（物質群）を獲得しているためである。

　放射線物理学では、放射線（紫外線も含む）が酸素分子（O_2）に当たると、一重項酸素（シングレット・オキシゲン；singlet oxygen、記号では $^1O_2$）という極めて反応性の強い分子種となる（**表3**、**図7**、**8**（p.29））。それがまた水分子に当たると、これまた反応性の強いヒドロキシラジカル（·OH と記す）を生じることがわかっている（**図7**）。

　地球上の海水表面上で、紫外線によって（·OH）ラジカルが生じていることは、1990年頃に初めて実証された。この ·OH が海水表面を漂

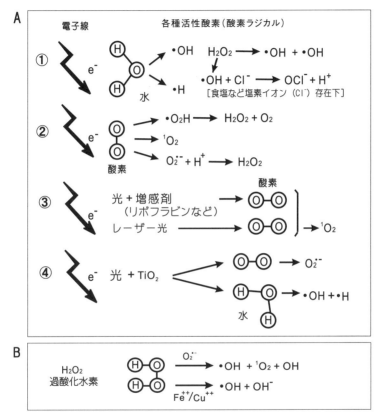

図7　放射線などによる各種の活性酸素生成

(A) 電子線（γ-線、紫外線、放射線、光など）の照射による水と酸素からの酸素ラジカルの生成。①の OCl⁻ は次亜塩素酸イオンで強力な酸化剤である。次亜塩素酸はいわゆる電解（還元）水でも、この反応で生じていると考えられる。③の光増感剤としては生体内ではリボフラビンがよく知られている。ローズベンガルやメチレンブルーも光を受け、分子の励起状態から蛍光を放射する。そのとき分子状酸素（O_2）に作用し、$^1O_2$ を生ずる。④の系は二酸化チタン（TiO_2）の系で、このとき380nm 以下の紫外線の照射で、水があれば・OH、分子状酸素の系では、スーパーオキサイドアニオン（$O_2^{\cdot-}$）を生ずる。TiO_2 はペンキなどに混ぜて使用し、生ずる $^1O_2$ は、抗菌、抗カビ作用、さらには有機物の分解洗浄剤として知られる。
(B) 過酸化水素からの酸素ラジカルの生成、金属の存在下の酸素ラジカルの生成をフェントン反応という。

う植物その他の有機化合物の分解に、重要な役割をもっていることが指摘されている。その理由は、その・OHの反応性が高いゆえに地球規模の物質の崩壊と循環において、意味深いものである。海水浴で水にぬれて紫外線に当たるほうが、水なしで紫外線に当たるよりも日焼けが強いのもこのためであるし、油性の日焼け止めクリームやローションがよい理由の1つは、皮膚に水が直に接するのを防ぐ意味がある（他の理由は紫外線カットと酸素ラジカル消去成分が入っているため）。

　酸素ラジカルあるいはオキシラジカルと呼ばれる分子種（**表3**）には、このようなヒドロキシラジカルやシングレットオキシゲンのほかに、スーパーオキサイド（厳密にはスーパーオキサイドアニオンラジカルと呼び、$O_2^{·-}$と記し、・は電子）などがある。そのほかに、それ自身はラジカルではないが、遷移金属（Fe、Cu、Niなど）の存在下でヒドロキシラジカルが発生する場合もある。H_2O_2（HOOH；過酸化水素）や、脂質過酸化物（LOOH；アルキルヒドロパーオキサイド）も活性酸素の類縁化合物と考えられる。脂質過酸化物であるアルキルヒドロキシパーオキサイド（LOOH）は、過酸化水素（H_2O_2）すなわちHOOHの末端の水素原子［H］を、脂質のL（アルキル基）に置換した形状と考えることができる。前出の・OHや$O_2^{·-}$あるいはH_2O_2、さらには後で述べる鉄化合物などは、脂質（LH）やアルキルヒドロパーオキサイド（LOOH）と反応して、容易にアルキルパーオキシラジカルLOO・となる。これは後に記すように強力な殺菌力（殺細胞性）を発揮する。また、白血球によってH_2O_2と塩素イオン（Cl^-）から作られる次亜塩素酸（HClO）も殺菌力が最も強い酸素ラジカルの仲間であるといえる（**表5**）。

　これらの活性酸素（酸素ラジカル）分子種は、細胞膜や遺伝子（核酸）の傷害を介して発がんにかかわっており、動脈硬化［コレステロールパーオキサイド（ヒドロパーオキサイド）からコレステロールラジカルの生成や低比重リポ（脂質）タンパク（LDL）の酸化によるラジカル生成］は、循環器系疾患の発生に関与すると考えられる。

　ウイルス感染症でも、急性感染、慢性感染においても炎症を引き起こ

Data & Note

表 3　酸素ラジカル／フリーラジカル：ROS 各種の活性酸素

構造式	ラジカル分子種		非ラジカル性の過酸(素)化物など、ラジカルになるもとの分子
$^3O_2$	三重項酸素（通常の酸素分子）		ふつうの酸素もラジカルの一種
·OH	ヒドロキシラジカル	H_2O_2	過酸化水素
$O_2^{·-}$	スーパーオキサイド	O_2	分子状酸素（普通の酸素のこと）
	（スーパーオキサイドアニオンラジカル）		
$^1O_2$	一重項酸素	O_2	分子状酸素
LOO·	アルキルパーオキシラジカル	LOOH	アルキルヒドロパーオキシド
	（脂質過酸化ラジカル）		
LO·	アルコキシラジカル	LOOH	同　上
L·	アルキルラジカル（C–センターラジカル）	LOOH	同　上
·NO	一酸化窒素　　＋ $O_2^{·-}$　 $\longrightarrow$	$ONOO^-$	パーオキシナイトライト

表 4　酸素ラジカルと関連物質の半減期（おおよその推定）

分　子　種	状　　態	半　減　期*	拡散距離など
(1) $O_2^{·-}$ (O_2^-) （スーパーオキサイド）	（水中）pH7.0, 25℃ （溶媒中） （10 μM SOD 共存）	50m 秒～5 秒 5 分～60 分 80～500 μ秒（消去）	100 μm 360nm
(2) ·OH （ヒドロキシラジカル）	（水中）pH7.0, 25℃ （スカベンジャー共存下）	200 μ秒 70 n 秒	200 nm
(3) $^1O_2$ （シングレットオキシゲン） （一重項酸素ともいう）	（水中）pH7.0, 25℃ （重水中） （CCl_4 中） （β - カロテン共存下）	2 μ秒 20 μ秒 700 μ秒 17 μ秒	100nm
(4) H_2O_2 （過酸化水素）	（水中） （金属イオンなし）	（安定）	
(5) LOO· （アルキルパーオキシラジカル）	（水中） （生理食塩水）	30 分以上	全身
(6) ·NO （一酸化窒素）	（水中）$O_2^{·-}$ の存在下	数 n 秒	$ONOO^-$ となる
	（生理食塩水中） （$O_2^{·-}$ なしの場合）	3～5 秒	親油性で油成分中へ移行しやすい
(7) $ONOO^-$ （パーオキシナイトライト）	pH11 以上	安定	
	中性	2～3 秒	局所

＊半減期が短くても、炎症局所や酵素反応でそれらが持続的に生成してくる場合は、見かけ
　上安定（持続）性があるといえる。

し、このようなラジカル生成を介して多くの細胞傷害、臓器傷害あるいはがんの発生に関与するといえる。養殖ハマチなどの赤潮による魚病なども、酸素ラジカルによることを長崎大学の小田達也教授と証明している。従って、酸素ラジカルは極めて多面的な生体での病態を引き起こすことが最近明らかにされている。

表4にこれらのラジカルの生理的・実験的な場でのおおよその半減期を示している。反応性の強い・OHラジカルは何とでも反応するため寿命が短い。しかし、それが細胞内や生体内において、生体にとって重要な分子の近くで発生すると問題である。

脂質のアルキルパーオキシラジカルは寿命が長く、かつ脂質でできているので細胞膜に親和性が強く、細胞内へも容易に侵入し得ると考えられる。このように脂質パーオキシラジカルは、次に記すように生体にとって大変重要な意味がある。

3.2　生体における酸素ラジカル生成系

このような酸素ラジカルは、生体内ではどこで産生されるのであろうか？　生体内でのオキシラジカル生成系のうちで最もよく研究されている系としては、白血球中の食細胞（好中球やマクロファージ）のもっているNADPHオキシダーゼという酵素があるが、その酵素はスーパーオキサイド（$O_2^{\cdot-}$）を産生する。この$O_2^{\cdot-}$はスーパーオキサイドディスムターゼ（SOD 普常、エス・オー・ディーと呼んでいる）によってH_2O_2に変換される（**図8**、**表5**）。

また、食細胞はスーパーオキサイドよりも一段と安定なH_2O_2も産生するが、H_2O_2はさらに生体内に多量に存在するカタラーゼによって無毒のH_2O（水）とO_2（分子状酸素：普通の酸素）に変換される。

一方、すべての細胞が保有し、細胞内の発電所とも言えるミトコンドリアの通常の呼吸系システムからも$O_2^{\cdot-}$が生ずることが示されており、通常の呼吸で消費する酸素の1〜5%が、このスーパーオキサイドになると考えられている。これも主として、ミトコンドリア内に局在するマ

Data & Note

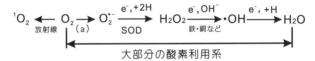

$$^1O_2 \longleftrightarrow O_2 \xrightarrow{(a)} O_2^{\cdot-} \xrightarrow[\text{SOD}]{e^-,+2H} H_2O_2 \xrightarrow[\text{鉄・銅など}]{e^-,OH^-} \cdot OH \xrightarrow{e^-,+H} H_2O$$

放射線

大部分の酸素利用系

**図8　通常の酸素分子から電子を引き抜き生じる各種酸素ラジカル
分子種（ROS）の生成（各ステップ1電子ずつ還元）**

(a) のステップは NADPH オキシダーゼやキサンチンオキシダーゼによる（表5）。

● 脂質のパーオキシラジカル（LOO·）は、細胞や生体に毒となる。殺菌力もある。

● スーパーオキサイド（$O_2^{\cdot-}$）は一酸化窒素（·NO）と反応し、過酸化亜硝酸（パーオキシナイトライト、$ONOO^-$）となる（$O_2^{\cdot-} + \cdot NO \rightarrow ONOO^-$）が、このほうが、スーパーオキサイドよりも生体にとってより反応性が強く毒力も強い（酸化反応とニトロ化反応を引き起こす）。スーパーオキサイドアニオン（$O_2^{\cdot-}$）は O_2^- とも記す。

● パーオキシナイトライトは極めて強力な酸化力をもっており、DNA の切断およびニトロ化を引き起こしたり、タンパク質（酵素）と急激に反応し、これらの分子に傷害を与える（がん化や老化の促進も指摘される）。

● 脂質と酸素、さらに金属（ヘムを含む）が共存すると、毒性の強い脂質ラジカル（LO·、LOO·）が加速的に生成する。

● 金属を捕捉・結合するポリフェノール類、キノン類、タンニン、硫黄化合物、さらに·NO などは、脂質ラジカル生成に対しても抑制的に働く。

表5　ヒトの体内に存在する酸素ラジカルなどの産生酵素

酵　素　名	基　　質	産　　物	備　　考
キサンチンオキシダーゼ	キサンチン、ヒポキサンチン、O_2	$O_2^{\cdot-}$、H_2O_2、尿酸キサンチン	炎症部位で生ずる。
NADPH オキシダーゼ	NADPH と O_2	$O_2^{\cdot-}$	マクロファージ（白血球）にある。
NO 合成酵素	L-アルギニンと O_2	·NO、L-シトルリン	炎症部位白血球に生ずる。
ミエロペルオキシダーゼ	$Cl^- + H_2O_2$	次亜塩素酸イオン（OCl^-）	好中球にある。最も強い殺菌力
チトクローム P450 還元酵素	ヘテロサイクリックアミン、O_2	$O_2^{\cdot-}$	薬物代謝酵素の1つ。
チトクローム b5 還元酵素	8-ニトログアノシンなど	$O_2^{\cdot-}$	薬物代謝酵素の1つ。
アルデヒドオキシダーゼ	アルデヒド	}	肝臓に多い。（アルデヒド酸化）
グルコースオキシダーゼ	グルコース	} $+ O_2$　} H_2O_2	
D-アミノ酸酸化酵素	D-アミノ酸		腎臓、肝臓に多い。D-アミノ酸酸化酵素のこと
アミン酸化酵素	アミン		

ンガン型 SOD によって H_2O_2 となる。これらのオキシラジカル産生系を図で示すと**図8**および**表5**のようになる。

　また、細胞内に普遍的に存在するチトクローム P450 といわれる毒物や薬物を分解する能力のある酵素群があるが、その酵素反応にも酸素ラジカルは関与し、この酵素の仲間のチトクローム b5 還元酵素やチトクローム P450 還元酵素（チトクローム P450/NADPH 還元酵素）という酵素もスーパーオキサイド $O_2{}^{\cdot-}$ を産生する[4]。

　臨床的に重要と考えられている $O_2{}^{\cdot-}$ の産生系としては、**表5**に示したいくつかの酵素系がある。そのうち、血流が何らかの理由で遮断（虚血）され、それが再開通したときに傷害された細胞（組織）から遊離される酵素に、キサンチン酸化酵素（キサンチンオキシダーゼ）という酵素があるが、その酵素も $O_2{}^{\cdot-}$ を生成する。このキサンチンオキシダーゼは、ウイルス感染で組織が傷害されたときにも活性化して、猛烈に $O_2{}^{\cdot-}$ を発生することを私達は初めて見出している[1]。この件については後で詳しく述べる。

　キサンチンオキシダーゼは基質として、核酸の成分のヒポキサンチンまたはキサンチン1分子と酸素1分子から、生成物として1分子の $O_2{}^{\cdot-}$ のほかに、基質がヒポキサンチンの場合はキサンチンを、また基質がキサンチンの場合は尿酸を各1分子生ずる（右頁「キサンチンの化学構造式」参照）。なお、このキサンチンオキシダーゼは、キサンチンデヒドロゲナーゼがタンパク質分解酵素によって限定分解の結果生ずる。

　さらにまた、もう1つのキサンチンオキシダーゼの生成経路としては、その酵素上の SH 基の酸化によってキサンチンデヒドロゲナーゼがキサンチンオキシダーゼに変換され、活性型となるという変わった性質をもっている。このことを日本医大の西野武士教授が見出している。

　我々は、長崎大の小田教授らと養殖漁業で問題となっている赤潮プランクトンの一種、シャトネラ・マリナ（*Chatnella marina*）が、細胞外に強力に $O_2{}^{\cdot-}$ を産生することを証明したが、この $O_2{}^{\cdot-}$ も海水中の遷移金属の作用により ・OH ラジカルに変換することを、電子スピン共鳴装

● ラジカルスカベンジャー：不特定のラジカル中和物質のこと。

● GSH；グルタチオン（還元型）の略号、GS-SG；グルタチオン（酸化型）の略号。

● SH 基はチオール基あるいはサルファイト基あるいはスルヒドロ基とも呼ぶが、還元性の強い化合物であり、アミノ酸のシステインや還元型グルタチオンさらにはアルブミンなどに含まれる。

● グルタチオンパーオキシダーゼは H_2O_2 を除去してくれるが、その酵素内にはセレンが含まれている。このことから、セレンは抗酸化微量栄養素（元素）といえる。過酸化脂質（ヒドロパーオキサイド）に対して作用し、同様にヒドロパーオキサイドを除去する類似の酵素もセレンを含む。

● スーパーオキサイドディスムターゼ（SOD）は、亜鉛を補酵素とするもの、マンガンを補酵素とするものがあり、亜鉛型がはるかに多く、従って亜鉛も重要な抗酸化成分といえる。

● 血漿中の成分で最も多く含まれるアルブミンもラジカルを中和し、遊離銅を結合してラジカルを生じないようにこの金属を安定化する。分子内に 1 個存在する SH 基も有用。血漿中のタンパク質のトランスフェリンやセルロプラスミンも鉄や銅と結合し、遊離鉄や銅を捕捉し、生体内のラジカルの防御を担っている。

● 呼吸によって消費される酸素の 1〜5% がスーパーオキサイドになるとすると、年間に体内で生成する量は正常人で 2kg、病気の場合は 10kg にもなることが考えられる。

● $O_2{}^{\cdot-}$ それ自体も毒性があるが、前述の ・NO との反応物（$ONOO^-$；パーオキシナイトライト）となった場合のほうが毒性（反応性）はより強い。また、炎症や感染では NO と $O_2{}^{\cdot-}$ が同時に産生されることが多い。そのため、NO または $O_2{}^{\cdot-}$ のいずれか一方を消去すると毒力は減少する[3]。特に $O_2{}^{\cdot-}$ の除去が有効。それ故、食事から摂取されるフラボノイドやポリフェノールのこの役割は大きい。

● キサンチンの構造式

置を使用することにより証明した[2]。養殖ハマチなどは、エラにこのプランクトンがひっかかり、そこで生ずる酸素ラジカルが赤潮毒の本体であるということが、赤潮毒の発現する病態機構の分子病理学的な説明であろう。しかし、この赤潮毒の系で $O_2{}^{\cdot-}$ の産生を行っている酵素等については未解決である。

　また、牡蛎(かき)などの血リンパ（液）中の白血球によっても細菌などの殺菌のために、細菌など外来性の物質による刺激で $O_2{}^{\cdot-}$ を放出することが、東北大学の森勝義教授らとの共同研究でわかった。これが貝類のもつ殺菌システムの一翼を担っていると考えられる。

　さらにまた、動物の肝臓や腎臓中に存在する D-アミノ酸酸化酵素や、ハチミツやカビがもっているグルコース酸化酵素などによって H_2O_2 が生成される。H_2O_2 は、生体内の各種金属またはヘモグロビンによってヒドロキシラジカルを生ずる。これはハーバー・ワイス（Harber Weis）反応といわれるフェントン反応の一変形である。**図 7B**（p.25）および**表 5**（p.29）にこれらの酸素ラジカル類の生成の系や酵素をまとめている。これらのラジカルが過剰に生成されると生体に対して毒となるので、多くの組織にはそれらを消去する酵素（カタラーゼ、SOD、グルタチオンパーオキシダーゼ、その他）および抗酸化物質が普遍的に存在する（**表 6**）。ただし、がん細胞の多くはカタラーゼや SOD などの抗酸化酵素を極めて少量しかもっていない。それをねらって、我々はがん細胞に酸化ストレスを加え攻撃し、制がん剤として応用できることを報告している[5, 6]。

文　献

1)　Oda T *et al*., Science 244, 974–976 (1989)
2)　Oda T *et al*., Arch Biochem Biophys 294, 38–43 (1992)
3)　Akaike T *et al*., Proc Natl Acad Sci USA 93, 2448–2453 (1996)
4)　Maeda H *et al*., Cancer Lett 143, 117–121 (1999)
5)　Farg J *et al*., Cancer Res 62, 3138–3143 (2002)
6)　Iyer A *et al*., J Drug Terget 15, 496–506 (2007)

Data & Note

表6　生体内の抗酸化酵素および抗酸化物質とそれらの作用

	抗酸化酵素または物質名	抗酸化作用
酵素	スーパーオキサイドディスムターゼ（SOD）	$O_2^{\cdot-}$ の消去（$O_2^{\cdot-}+2H^+ \to H_2O_2$）、$H_2O_2$ の生成
	グルタチオンペルオキシダーゼ（GPO）	LOOH（過酸化脂質）を分解 $\left[\begin{array}{l} H_2O_2 \text{ の分解} + 2GSH \to GSSG \\ LOOH + 2GSH \to LOH + H_2O + GSSG \end{array}\right]$
	その他	
	カタラーゼ	H_2O_2 の分解：（$2H_2O_2 \to 2H_2O + O_2$）
	ペルオキシダーゼ	H_2O_2 の分解：（$H_2O_2 + AH_2 \to 2H_2O + A_2$）
タンパク質	アルブミン	$\cdot OH$、$LOO\cdot$、$HOCl$ を消去
	セルロプラスミン	$O_2^{\cdot-}$ の消去（Fe^{2+} を Fe^{3+} に酸化）
	トランスフェリン	鉄イオンの捕捉
	メタロチオネイン	$\cdot OH$、$O_2^{\cdot-}$ を消去
脂溶性低分子化合物	トコフェロール（Vit. E）	$LOO\cdot$、$LO\cdot$、$\cdot OH$ の捕捉、抗酸化作用
	ユビキノン	$LOO\cdot$、$LO\cdot$、$\cdot OH$ の消去
	カロチノイド	$^1O_2$ を消去
	ビリルビン	抗酸化能大（それ自身が酸化される）
	その他	
水溶性低分子化合物	アスコルビン酸（Vit. C）	$\cdot OH$、$O_2^{\cdot-}$、$LOO\cdot$ などを消去、抗酸化作用
	グルタチオン	$\cdot OH$、$O_2^{\cdot-}$、$LOO\cdot$ などを消去、抗酸化作用
	トリプトファン	$^1O_2$ などを消去、抗酸化作用
	尿酸	$\cdot OH$、$^1O_2$、$ONOO^-$ を消去、それ自身が酸化
	その他多くのフラボノイド、ポリフェノール、フェノール化合物	

● 古典的な Fenton 反応は酸性条件下で

$$H_2O_2 + Fe^{2+} \to \cdot OH + OH^- + Fe^{3+}$$

となる反応である（Fenton, 1894 年）。英国人 Fenton が学生の時に発見した。

● キサンチンオキシダーゼの反応は基質特異性が低い。

● プリン塩基のキサンチノキシダーゼによる代謝（酸化反応）の主要な道筋：

$$ヒポキサンチン + O_2 + H_2O \to キサンチン + 2H^+ + O_2^{\cdot-}$$
$$キサンチン + O_2 + H_2 \to 尿酸 + 2H^+ + O_2^{\cdot-}$$

33

4. 野菜の抗酸化成分は天の恵み
──心臓病の予防に野菜・果物・赤ワイン──

　日本では昔は中風（この言葉はほとんど死語になっているが）の予防に、冬至の日にはカボチャを伝統的に食したものである。有色野菜の有用性はがんだけに限ったものではないようである。

　以下に述べるように、以前からいわれているお茶、野菜、果物を有用とする科学的な仮説が、多数の人の実生活の食事内容の疫学的解析からも最近裏付けされている。心臓病と脳血管障害をあわせると、日本人の死因ではがんをしのぎ、ダントツ 1 位となるが、両者とも高血圧、動脈硬化などの血管病変によると考えることができる。

　英国の医学専門誌『Lancet』の 1993 年 10 月 23 日号では、表題の問題に対して大きな解答を与えている[1]。それは、オランダ・ツートフェンの成人（65〜85 歳）男子 805 人の食事内容を詳細に検討し、その人達が摂取する食品の各成分と、心臓・血管障害の発生頻度を明らかにしたものである。これを「ツートフェンの成人病研究（ツートフェン・エルダリー・スタディ）」と呼んでいる。その研究の焦点は、食物中のフラボノイドである。フラボノイドのことは前にもふれたが、野菜、果物、お茶などの飲料や赤ワインなどの天然の食品に含まれるポリフェノール性の抗酸化成分の代表選手といえるが、ケルセチン、ケンペロール、ミリセチン、アピゲニンおよびルテオリンなども含まれている。

　フラボノイドのうち最も重要なグループは、アントシアン、フラボン類、フラボノール類、カテキン類、フラバノン類などである。例えば、フラボノールはスーパーオキサイド、シングレットオキシゲン、脂質パーオキシラジカルの中和力があるし、金属イオンを捕捉する。ケルセチンはフラボノールの主要構成成分であるが、低密度リポプロテイン（LDL）の酸化を抑えるし、それによって生ずる LDL のパーオキシラジ

● お茶・野菜・果物を有用とする科学的な仮説が、多数の人の実生活の食事内容の解析から裏付けされている。

● 米国立がん研究所の機関誌（J. Nat. Cancer Inst.）では「1日5サービング以上の野菜や果物を食べましょう！」とキャンペーン広告を出している（図51、p.189参照）。サービングとは量の単位であるが、単純に5皿と考えてもらってもよい。1991年、NCI（National Cancer Institute）とPBH（Produce for Better Health Foundation）が中心となり、青果業界ならびに食品業界、民間団体、地方自治体、教育機関などが協力して、「5 A DAY（ファイブ・ア・デイ）」運動を進めた。農務省の食事指針、フードガイドピラミッドとともに普及した結果、あるいは禁煙キャンペーンの徹底の結果か、近年のアメリカでのがん罹患率は減少している。
http://www.5aday.net/
http://www.5aday.org/
http://www.dole5aday.com/

● 複数の疫学研究（1995〜2003年に公表された信頼性の高い論文中の8つの前向きコホート研究）を統合的に評価し、果物や野菜の摂取が卒中（血管がつまるタイプと血管が破れるタイプの両方）を防ぐ効果があると結論づけた報告が、2006年の『Lancet』誌に掲載されている[2]。この8つの疫学研究には、広島、長崎の38,437人を16年間追跡したものも含まれている[3]。

● 野菜・果物・お茶・赤ワインに含まれるフラボノイドは、強い酸素ラジカル中和力をもっている。

カルによる細胞毒性も抑える。LDL は、とくに LDL–パーオキシラジカルを介して、動脈硬化の原因になると考えられているが、ケルセチンはそれを抑える。また、これらは後に記すアラキドン酸カスケード（図9、p.47 参照）を担う中心的な酵素のシクロオキシゲナーゼを抑える。つまりアスピリンと同様の作用も知られている。また、これらフラボノイド類は血管に柔軟性を与えるともいわれている。

　ツートフェンの成人病研究は、5 年以上にわたる長期、大規模な研究である。**表 7** に、食品由来フラボノイドの摂取量別に、心臓病で死亡した人の数、**表 8** に心筋硬塞と心不全死の合計の発生頻度を示している。これらの人達の摂取したフラボノイドの内訳はケルセチンが最も多く、1 日当たり平均 16.3 mg で、摂取したフラボノイド全体の 63％、次いでケンペロールが 8.2 mg で 32％であった。それらを含んでいる主たる食品は紅茶（摂取フラボノイドの 61％を占める）で、玉ネギやリンゴも 13〜10％を占めていた。お茶（紅茶）を飲用した量に換算すると約 423 m*l* で 3、4 杯である。フラボノイドの摂取量は紅茶、玉ネギ、リンゴ、野菜および果物の摂取量に比例する。当然のことながらビタミン C、E およびベータカロテン、さらには炭水化物と繊維成分の摂取量は、フラボノイドの摂取量と正比例したが、脂肪の摂取量とは反比例した。しかもこれらは統計学的に危険率が 0.001〜0.009 と、極めて信頼度の高いデータである。ツートフェンの研究では、さらに具体的にリンゴと紅茶の摂取量別の心筋硬塞の頻度を検討し、上記と同様の結論に達している。

　例えば、リンゴをほとんど食べない人（1 日 18 g 以下）は、1 日リンゴ 110 g 以上摂取の人に比べてほぼ倍の頻度で心筋硬塞を起こしている。お茶（紅茶）1 日 500 m*l* を飲用した人は 250 m*l* の人に比べて、およそその頻度は半分である（**表 7**、**8**）。コーヒーの摂取量にはこのような有意の相関関係はなかった。このオランダの大規模研究では、フラボノイドの大半は紅茶からであったが、わが国のいわゆるお茶についても同様にあてはまることといえる。従って、わが国において、心臓血管障害の頻度が米国等よりはるかに低いという事実は、お茶の摂取にその理由

● ケルセチンなどポリフェノール類はお茶に多く含まれている。玉ネギなどの野菜や果物にも豊富に含まれている。

● アラキドン酸カスケード：食品中に含まれている脂質のリノール酸から酸化反応によりプロスタグランジンが生成する酸化的代謝系路の道すじ（図9参照、p.47）。

表7　フラボノイド摂取量別の心疾患・心筋梗塞による死亡率[1]

総数（805名）	フラボノイド摂取量（mg/日）			P[注]
	0–19.0	19.1–29.9	30.0以上	
対象者数	268	268	269	
死亡者数	22	11	10	
千人当たりの死亡者数	18.5	8.7	7.8	
相対危険度	1.00	0.47	0.42	0.015
相対危険度（食事調整後）	1.00	0.34	0.34	0.003

（注）Pは推計学的にデータが有意に信頼できるかどうかを示す指標で、値が小さいほど信頼度が高い。とくに0.05以下が有意とされる。

表8　紅茶およびリンゴの摂取量別心疾患による死亡率の相対危険度[1]

紅茶またはリンゴの摂取	紅茶またはリンゴの摂取量			P[注]
	まれ	普通	高頻度	
対象者数	268	268	269	
［紅茶の摂取群］				
死亡者数	21	10	12	
千人当たりの死亡者数	17.1	8.1	9.5	
相対危険度	1.00	0.48	0.55	0.033
相対危険度（年齢・食事調整後）	1.00	0.35	0.44	0.024
［リンゴの摂取群］				
死亡者数	17	16	10	
千人当たりの死亡者数	10.7	13.2	7.9	
相対危険度	1.00	0.77	0.58	0.18
相対危険度（食事調整後）	1.00	0.86	0.50	0.13

（注）Pは推計学的にデータが有意に信頼できるかどうかを示す指標で、値が小さいほど信頼度が高い（表7参照）。

の一端を帰すことができるとも言えるが、もちろん、脂肪摂取量が少ないことも重要であろう。

　さらに、フィンランドで 10,054 人を 28 年間追跡した研究でも、ケルセチン、ナリンゲニンのようなフラボノイド摂取が多いほど、冠状動脈（心臓自体を養うための心臓の血管）疾患をはじめとする種々の慢性病の罹患率と、虚血性心疾患による死亡率が少ないという結果がでている [4]。フラボノイド、とくにケルセチンの効果が高く、リンゴとタマネギからの摂取が多いとしている。また、リンゴ（あるいはフラボノド）は喘息予防にもよいようである [5]。

　ビタミン C（アスコルビン酸）に焦点をあてた調査研究では、血液中のアスコルビン酸濃度が高いグループほど、病気で死亡する人の割合が低くなっている（**表9**）。これは、45〜79 歳の人たち 21,552 人を対象として 1993〜1997 年にイギリスで実施された調査によるものである。血液中のアスコルビン酸濃度が 200 マイクロモル（μmol/l）上がると死亡率が 20％下がるが、これは野菜・果物の摂取が 1 日当たり 50g 増えるごとに、と言い換えることができる [6]。

　リンゴの歴史が古い地域には、「リンゴは医者いらず」ということわざがある。イギリスでは、"An apple a day keeps the doctor away."、フランスでは、"La pomme du matin tue le medicine." という。日本で果実としてのリンゴが流通するようになったのは明治以後なので、リンゴについてのことわざはない。しかし、早くからリンゴ王国の青森県で、高血圧、脳卒中との関連を検討した研究がある [7,8]。リンゴにはフィセイン、ケルセチン、ケンペロールなどのフラボノイドが多い。また、カリウムが豊富である。そして、新たに注目されはじめているのが、オスモチンというポリペプチドである。このオスモチンという物質の立体的な構造（形）が、ヒトのアディポネクチンによく似ているのである。アディポネクチンは、糖尿病のようなメタボリックシンドローム（代謝症候群）や心血管病に対して防御的な働きを示す。つまり、病気を防いでいるということである。リンゴを頻繁に食べるグループで糖尿病の発症、

Data & Note

表 9　血液中のビタミン C（Vit.C、アスコルビン酸）濃度の違いによる疾病死亡リスク [6]

（グループ）	1（最も低い群） 2		3	4	5（最も高い群）	
	血漿中アスコルビン酸濃度の違いによるグループ別相対危険度と 95%信頼区間					
【男性】	1,787 人	1,791 人	1,761 人	1,727 人	1,794 人	P^*
Vit.C 濃度（μM）	20.8±7.1	38.1±3.5	48.1±2.6	56.8±2.6	72.6±11.5	
総疾患 307 人	1.00	0.80	0.59	0.47	0.48	< 0.0001
冠状動脈疾患 123 人	1.00	0.90	0.67	0.29	0.29	< 0.0001
虚血性心疾患 96 人	1.00	1.18	0.92	0.35	0.32	< 0.0001
がん 116 人	1.00	0.74	0.51	0.57	0.47	< 0.001
【女性】	2,099 人	2,046 人	2,297 人	2,158 人	2,036 人	P^*
Vit.C 濃度（μM）	30.3±10.1	49.5±3.1	59.1±2.6	67.8±2.6	85.1±13.7	
総疾患 187 人	1.00	0.66	0.60	0.60	0.50	< 0.0001
冠状動脈疾患 57 人	1.00	0.41	0.36	0.60	0.41	0.02
虚血性心疾患 27 人	1.00	0.23	0.39	0.32	0.07	< 0.01
がん 84 人	1.00	0.76	0.61	0.64	0.73	0.10

相対危険度（相対リスク）：ベースライン（基準グループ）の発症率を 1 とした時の発症率の比。
＊ P 値はカイ二乗リニアトレンドテストによる（表 7、8 参照）。
調査対象にはサプリメント服用者も含まれているが、これら 21,552 人のうちの男性 800 人と、女性 1,096 人への食事調査の結果では、おもなアスコルビン酸の供給源は野菜と果物であった。

● 元弘前大学教授の佐々木直亮氏が、1950 年代からの数回の調査によって、リンゴ摂取と塩分摂取量の多い東北地方の中で、日頃からリンゴをよく食べる人達の血圧が比較的低いこと、水田単作の農家よりリンゴ生産農家での中年期脳卒中死亡率が低いことを示した [7,8]。

● オスモチンは、植物がカビの感染を受けたり、傷ついたりした時に産生される抗菌タンパク質の 1 つであり、リンゴ、サクランボのようなバラ科の植物の果実やジャガイモ、トマトなどに含まれている。

虚血性心疾患による死亡が少ないことは、フラボノイドのみならずオスモチンに由来した結果である可能性も考えられる。いずれにしても、美食・過食・運動不足による体本来の機能の狂いや衰えを調整し、補ってくれるのが、植物ということであろうか。また、リンゴペクチンのがん予防効果も注目されている。富山医科薬科大学の田澤賢次博士（名誉教授）によると、リンゴペクチンを成分ごとに分けて高熱高圧処理したところ、がん予防効果がさらに高くなるという。リンゴには活性酸素捕捉能の成分も多いうえ、プロバイオティクス作用（大腸の善玉菌を増やして整腸する）、免疫活性化作用などもあると説明されている [9, 10]。

　フランスやイタリアなどの地中海沿岸地方では、赤ワインを多量に消費するが、赤ワインは 1l 当たり 10〜20mg のフラボノイドを含んでおり、このことが、フランス人のワイン愛飲家に心臓病が少ない理由とも推定されている。フランス人のワイン愛飲家に心臓病が少ないことは 1 つの謎であり、フレンチパラドックス（French paradox）と呼ばれている。ツートフェンの研究はその謎を解いたといえる（右頁参照）。

　前にも記したように、フラボノイドは酸素ラジカルを消去する物質である。また、低密度リポタンパク（LDL）のラジカルによる酸化が、動脈硬化に至る重要なステップと考えられていることから、このような植物性食品に含まれるラジカル中和物質の摂取が、いかに重要であるかがよくわかる。LDL のパーオキシラジカル（脂質パーオキシラジカルのこと、また一般のアルキルパーオキシラジカルも化学的にはほぼ同じ作用をする）は細胞に傷害を与え、ひいては動脈硬化を引き起こす。このような LDL による毒性は、前述のようにケルセチンやトコフェロール（ビタミン E）によっても抑えることができる。

　次章でも記すように、フラボノイドはシクロオキシゲナーゼという酵素をアスピリンと同様に抑えるが、それが血栓形成を抑えるという別の作用のほうからも有効性を発揮しているのかもしれない。別に述べたビタミン P を、ツェント・ゲオルギイは、このフラボノイドの重要性を見出したが、その作用が単一物質による単一作用でないところ（つ

● 少量の飲酒は心疾患の頻度を軽減する[11]。その理由は、脂肪やコレステロールとは無関係で、線溶（フィブリン溶解）酵素の活性が高まるためという。オランダで 1,795 人を対象とした調査研究では、1 日 2 杯以下の飲酒が冠動脈の高度石灰化（冠動脈性心疾患リスクと強く関連）を防ぐことが示された[12]。

● フレンチパラドックス（フランス人の赤ワインの愛飲家においては、米国人などより心臓病が少ないという謎）は、赤ワインに含まれるフラボノイドの摂取の結果、酸素ラジカル中和能が高くなった結果によると考えられている。

● レスベラトロール：ブドウの果肉ではなく、果皮で生成されるレスベラトロールもまた植物性抗菌性物質の 1 つである。白ワインにも若干は含まれているが、赤ワインのほうが濃度は高い。低濃度でも活性が強く、抗酸化作用、抗炎症作用、抗がん作用があり、とくにがん予防との関連で注目されている。

● 週 1 杯の赤ワインが前立腺がんのリスクを減少させることが、アメリカ合衆国シアトルでの症例対照研究（前立腺がんの診断を受けた中年男性 753 人と健康な中年男性 703 人の比較）によって示された[13]。

● ハンガリー生まれのツェント・ゲオルギイは、ハンガリーの特産のピーマンからビタミン C を発見した（1937 年ノーベル医学賞受賞）。次いで柑橘類の外皮より、抗炎症性のビタミン P を発見した。人生の後半は米国マサチューセッツ州のウッズホール海洋研究所で、がん化の機構を研究し、過酸化物の重要性を指摘した。

● 漢方でミカンの皮は陳皮といわれ、その煎じ汁は抗炎症作用があるといわれている。キンカンの甘露煮もノドの痛みと咳に賞用される。

まり、その物質と疾患に一対一の対応関係がないこと）が、ビタミン P として広く受け入れられなかった理由であろう。いずれにしても、フラボノイドの生体内での詳細な相互作用や働きはまだあまりわかっていないといえる。今後も重要な研究問題である。

　野菜・果物の有用性を論じるときに、過小評価できない成分がカリウム（元素、K）で、これは体内のナトリウムと交代し、ナトリウムの低下をもたらし、血圧低下に寄与し、ひいては心臓血管系の疾患予防になることがいわれている。いずれにしろ、野菜・果物などは多面的な有用成分により、健康維持に必要な理由である。

　付記しておくと、別項に記したナタネ原油（但し、焙煎ナタネ油）に我々が見出したキャノロールというフェノール性化合物は、上記のアルキルパーオキシラジカルや反応性の窒素酸化物のパーオキシナイトライト（ONOO⁻）による DNA 損傷や突然変異さらに、発がんや大腸炎、胃炎、胃がんを最も強く抑制した。このキャノロールという成分は、一般の精製ナタネ油中には精製の途中で消失して含まれていない [14-17]。

文　献

1) Hertog MGL *et al.*, Lancet 342, 1007–1011 (1993)
2) He F *et al.*, Lancet 367, 320–326 (2006)
3) Sauvaget C *et al.*, Stroke 34, 2355–2360 (2003)
4) Knekt P *et al.*, Am J Clin Nutr 76, 560–568 (2002)
5) Shaheen SO *et al.*, Am J Respir Crit Care Med 164, 1823–1828 (2001)
6) Khaw KW *et al.*, Lancet 357, 657–663 (2001)
7) 佐々木直亮他 , 日本公衆衛生雑誌 7, 419–430 (1960)
8) 佐々木直亮 , 日本衛生学雑誌 45, 954–963 (1990)
9) Ohkami H *et al.*, Jpn J Cancer Res 86, 523–529 (1995)
10) Tazawa K *et al.*, J Exp Clin Cancer Res 16, 33–38(1997)
11) Ridker PM *et al.*, JAMA 272, 929–933 (1994)
12) Vliegenthart R *et al.*, Arch. Intern Med 164, 2355–2360 (2004)
13) Schoonen WM *et al.*, Int J Cancer 113, 133–140 (2005)
14) Wakamatsu D *et al.*, Biosci Biotech Biochem 69, 1568–1574 (2005)
15) Kuwahara H *et al.*, J Agr Fd Chem 52, 4380–4387 (2004)
16) Fang J. *et al.*, Carcinogenesis 34, 2833–2841 (2013)
17) Cao X. *et al.*, Int. J. Cancer 122, 1445–1454 (2008)

表 10 野菜、果物、お茶、コーヒー、赤ワインなどに含まれる機能性成分の代表例

フラボノイド類（3,500 種以上）、ポリフェノール類（多数）、葉酸、ビタミン A（カロテン）、C、K、B 群、ルチン、カテキン、タンニン、クロロフィル、アントシアン、キサントフィル、リグニン、ヘスペリジン、クロロゲン酸、クルクミン、カプサイシン、セサミオール、イソフラボン、カロテノイド（レチノール）、リコペン、シアニジン、スルフォラファン、トコフェロール（Vt.E）、トコトリエノール、キャノロール、ルテイン、レスベラトロール、グルタチオン、カリウム、マグネシウム、ギンコライド（イチョウ葉）、グリチルリチン（甘草）、ケルセチン、ヴァニリン、シナピン酸、リモネン、カルノゾール、ユーゲノール、クマリン化合物、ヒドロキシシナミン酸、クマリン類、バニリン、その他

豆類、種子（全粒）：トコフェロール、トコトリエノール、フェノール類など抗酸化物質多数、など

木の実（松）：トコフェロール、ピノレン酸（P-リノレン酸）、抗酸化物質多数、マグネシウムなど

イモ（カボチャ、トマト）類：カロテノイド（β-カロテン）、アントシアニン、フェノール、カリウム、マグネシウム

● 多くのラジカルスカベンジャー（消去物質）は、それ自身が衝突してくる活性酸素などのラジカル分子から電子をうけとってラジカルとなる。例えば、α-トコフェロールはα-トコフェロール・ラジカルとなり、アスコルビン酸（ビタミン C）はアスコルビン酸ラジカルとなる（図 3、p.15 参照）。最終的には、NADPH や NADH までもっていくか、あるいはリグニンやメラニンあるいはポリフェノールのような複雑な化合物内に電子を渡し、その分子上でラジカル・ラジカル反応により、中和することが考えられる。従って、安定なラジカルはまたスカベンジャーにもなり得る。ラジカルスカベンジャーも両刃の剣である。

> **一口メモ**：CoQ_{10}（コ・キューテン）て何？
>
> CoQ_{10}（コ・キューテン）はもともと体の中にあり、細胞内でエネルギーを生み出す時に酵素を助けて働く物質（補酵素といわれる）である。食物からも摂取される。主な働きはミトコンドリアにおけるエネルギー生産促進と抗酸化作用である。ほとんどの臓器で出生後から約 20 歳までその含量が増加し、その後は減少していく。心疾患の患者の心筋では CoQ_{10} 量が低下しており、CoQ_{10} 投与により心筋障害が改善することから、これまで医薬品として利用されてきた。現在は、化粧品、サプリメントにも利用されている。

5. 炎症と発がん

——アスピリンのがん予防効果——

　1991 年 12 月 5 日、世界で最も信頼されている米国の医学専門雑誌
『New England Journal of Medicine』に発表された大変驚くべき研究報
告がある [1]。この結果はただちに医学・健康関連の記事として多くのメ
ディアに報道され、一般人も広く知るところとなっている。それは、全
米およびプエルトリコにおける 66 万人の男女を対象として行われた疫
学的研究からわかってきたことであるが、腸がん、肺がん、乳がんの発
生頻度と、アスピリンなど非ステロイド系の抗炎症剤（NSAID；Non-
steroidal anti-inflammatory drugs）の服用頻度の間に逆相関があったと
いうのである。

　この研究は、66 万人という大規模の人々の生活習慣の調査からわかっ
てきたもので、米国の多くの医学関係者にも信頼されている。アスピリ
ンやバファリンなどを全く服用したことがない人、月に 1 回程度、週
に 1〜2 回程度服用する人、週 3 回以上〜毎日服用する人ごとにグルー
プ分けすると、その服用頻度が多くなるに従ってがんの発生頻度が少な
くなることが見出された。この意味するところは、本来アスピリンやバ
ファリンなどは循環系の疾患予防によい（アスピリンなどが血液をサラ
サラにし、心臓、脳などの末梢の血管をつまりにくくする。つまり、抗
血栓形成作用がわかった）との研究から始まっているが、驚いたことに
がんの予防にも有効であるという、まさに一石二鳥の効果があったわけ
である。

　では、どうして抗炎症剤ががん発生抑制作用をもつのかというと、
はっきりした証明はないが、正しい推論としていえることは、炎症反応
時には私達の体の炎症局所ではマクロファージや好中球といわれる白血
球の一種が集まってきて、細菌、ウイルスあるいはがん細胞などを殺す

● NSAID（エヌセイドと発音）＝非ステロイド型抗炎症薬（Non-steroidal anti-inflammatory drugs）の略。

● アスピリン、バファリンなど非ステロイド系の抗炎症剤（NSAID）の長期服用は、循環系の疾患予防（血栓形成、心筋梗塞などの防止）とともに、腸がん・肺がん・乳がんの発生頻度を減少させるという一石二鳥の効果をもつ。ただし、この目的には低用量でよい（通常の 1/3〜1/5）。

● 心疾患の予防法として、中高年では適度の運動、軽度の飲酒（晩酌）があげられている（例えば、Rodrigutz BL ら [2]）。

● 炎症は→オキシラジカル / 脂質過酸化ラジカルの生成→ DNA 傷害→発がん（8 章参照）と連鎖している。

● プロスタグランジンには、図 9（p.47）のように、多数の分子種が知られている。これらは炎症反応を起こさせる重要な原因物質の 1 つ。

● プロスタグランジンの生成には、パーオキサイド（過酸化物）の合成を伴う。炎症局所のマクロファージの活性化は H_2O_2、$O_2^{\cdot-}$、プロスタグランジンなどの生成を伴う。生体ではそれががん化を促進すると考えられる。

ために、H_2O_2 やスーパーオキサイド（$O_2^{\cdot -}$）などの酸素ラジカルが発射（生成）される。その流れ弾が宿主細胞の DNA に傷害を与えるからである。

このようなスーパーオキサイドが、がん化を促進するかどうかのモデル実験を、北海道大学旧がん研究所の故武市教授、小林博教授（現名誉教授）らと我々の共同研究で行った[3]。結果、その仮説を裏付けることができた。すなわち、マウスに不完全ながん化能力のある細胞を移植し、その近傍にプラスチック片や細菌の菌体成分を移植し、炎症を併発させると完全にがん化するようになる。この炎症誘発物質がないとがん化しない。このモデル実験の系にスーパーオキサイドを除去する酵素（スーパーオキサイドディスムターゼ；SOD）を投与することによってがん化を明らかに抑えることができた。つまり、上述の例では、アスピリンがプロスタグランジンを合成する酵素のシクロオキシゲナーゼを抑制することによって炎症反応を抑え、マクロファージの活性化を抑えれば、そこからのスーパーオキサイド産生が減少するためと考えられる。これがアスピリンなどに考えられる発がん抑制作用の第 1 点である。

この SOD のように、酸素ラジカル分子種を除去する働きをする酵素はいくつも知られており、その代表例が**表 6**（p.33）に示してある。オキシフル（4% 過酸化水素 H_2O_2 水）を分解するカタラーゼもその 1 つといえる。

炎症局所ではさらに、マクロファージなどが、炎症を促進する物質のプロスタグランジン E_2 などを産生するが、その生成がアスピリンで抑えられる。これは、マクロファージの活性化による酸素ラジカルの放出の抑制以外に、プロスタグランジンの抑制である。プロスタグランジンそのものは、後（8 章）で記すプロモーター作用をもっており、これもがん化を促進するのである。この点からもアスピリンは発がんを抑える可能性がある。

がん化の第 2 段階（**図 17**、p.83、**図 18**、p.83 参照）としての、プロモーションの段階を促進する化合物として、最もよく研究されてい

● シクロオキシゲナーゼ（COX）は、2種類知られており、内在性に通常時に発現している タイプを COX-1 という。炎症のときに誘導されて発現するものを COX-2 という。

● プロスタグランジンは発がんのプロモーター（促進因子）。

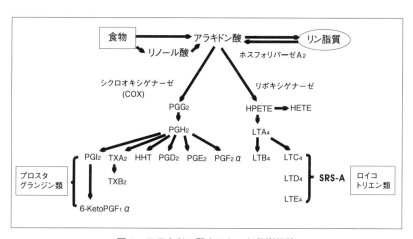

図9 アラキドン酸カスケード代謝経路

PG：Prostaglandin；PGG$_2$, PGH$_2$ などはプロスタグランジン G$_2$ および H$_2$
HPETE：Hydroperoxyeicosatetraenoic acid
Tx：Thromboxane
HETE：Hydroxyeicosatetraenoic acid
LT：Leukotriene
HHT：Hydroxyheptadecatrienoic acid
SRS-A：Slow reacting substance of anaphylaxis

るフォルボールミリステートアセテート（PMA）は、実はこのプロスタグランジン生成経路を活性化する（**図9**）。そのプロスタグランジンの生成の道すじは、アラキドン酸代謝という脂質代謝系によって作られる。その代謝で最重要酵素の1つが、シクロオキシゲナーゼ（COX）という酸化酵素であるが、これがアラキドン酸という脂肪酸を酸化し、プロスタグランジンの中間体を形成するが、それは一種のエンドパーオキサイド（過酸化脂質の1つ）であり、このシクロオキシゲナーゼを阻害するアスピリン類は、このパーオキサイド生成を抑える（第1点）。また、フォルボールミリステートで活性化されるこのアラキドン酸カスケードは、細胞のシグナル伝達の1つであり、炎症で引き起こされるアラキドン酸カスケードも同じ働きをする。これが考えられる作用の第2点である。この点に関連するが、フラボノイド類もこのカスケードを抑えると思われるので抗炎症作用をもっており、それを含む緑色植物食品がよいわけである。

　さらに、プロスタグランジンは血中の血小板を活性化（凝集）し、血小板は、ヒスタミンやカテコールアミンなど炎症起因物質とともに、スーパーオキサイドを放出する。それを抑制する点からもアスピリン類はがん化抑制方向に働いているのかもしれない（第3点）。

　上述の過酸化脂質（パーオキサイド）は、赤身の肉や赤血球色素（ヘモグロビン）の成分であるヘム鉄により、脂質パーオキシラジカルとなる。これも DNA（遺伝子）の傷害を起こし変異原になることから、がん原性が考えられる[4-7]。つまり第4点である。

　また、プロスタグランジンに似た炎症を引き起こす作用をもつ内因性の物質で、ブラジキニン（キニンとも呼ばれる）というアミノ酸9個よりできたペプチドがある。これは生体内では炎症と痛みを誘発する物質であり、我々は細菌感染局所の痛みや浮腫の原因物質であることを明らかにしたが[8]、ハチに刺されたときの痛みも類似の物質によって起こる。いずれも炎症反応として象徴的な現象である。キニンが引き起こす生体での反応の1つは、血管透過（血漿成分が血管外腔へ漏出しやすくする

● 多くのフラボノイドやポリフェノールは第1点として、それ自体が酸素ラジカルを中和する作用を示すのに加えて、第2点として、iNOS（NO合成）とかCOX-Ⅱ（プロスタグランジン合成）などの炎症性酵素や、TNF-α、IL-2などの炎症性サイトカインの産生をmRNA合成レベルで抑制する。どのようなメカニズムでこれらが遺伝子レベルに影響を与えるのか不思議である。自然界は複雑だ。（文献）：Murakami A, *et al*. Cancer Res (2000) 60, 5059–5066; Kundu JK and Surh YJ, Mut Res (2005) 591, 123–146; Cao X, Tsukamoto T, *et al*. Intn'l J Cancer 122, 1445–1454 (2008), Fang J, *et al*. Carcinogenesis, 34, 2833–2841 (2013)

● アミノ酸9個より構成されるブラジキニンは、キニンとも呼ばれるが、疼痛と浮腫の原因物質である。炎症の原因物質の1つであるが、固型がん局所でも産生される。これは、NO合成酵素の1つを活性化し、NO合成も誘起する。また、COX-2も活性化する。

● がんの成長のための血管新生促進因子：ひとたびがん細胞が誕生し、それが直径2〜3mm以上に成長すると、旺盛な増殖を維持するために、さらに新しい血管の増生が必要となる。その指令を行うのがVEGF（vascular endothelial cell growth factor；血管内皮細胞増殖因子）で、がん細胞が産生している。このVEGFは、もともとVPF（vascular permeability factor；血管透過性因子）として、ハーバード大学のDvorak教授らが発見した。キニンと同様にVPFによって血液中の酸素や栄養が漏出し、がん細胞の増殖が維持され、継続する。血管の透過性亢進と血管増生は、表裏一体なのである。

こと）の亢進であり、その結果、浮腫が生ずる。我々はこのブラジキニンをがん患者の腹水や胸水中に多量に存在することを見出したが、そのブラジキニンの生成を抑えると、がん性の胸水や腹水の貯留は抑えられる。がん組織ではキニンが産生され、血管の漏れを亢進させ（つまり浮腫／炎症状態になる）、それによって漏出してくる栄養素や酸素によって、そのがん細胞の旺盛な増殖を維持していると考えられる。それを止めるような物質はまたがんに抑制的になる。これも抗炎症作用が腫瘍の増殖抑制につながるという例である。

　「細菌感染ががんを起こす」などというと、1980年頃まではとんでもないインチキ学説といわれたと思われるが、1990年代になって、胃がんや胆のうがんが慢性的な細菌感染（10〜15年以上かかる）によっても起こりうることが、疫学的・免疫学的手法からわかってきている。1983年に初めて発見されたヘリコバクター・ピロリといわれる細菌が胃・十二指腸潰瘍の原因菌ではないかと、1990年代よりいわれ始め、2000年代に入ってWHO（世界保健機関）は「ピロリ菌感染は胃がんに対する最も疑わしい原因」という声明を出している。このメカニズムは、先程の炎症に伴って長期にわたり局所に放出される酸素ラジカルが、DNA上に突然変異→がん化→プログレッション（進展）（8章参照）を引き起こすからだと考えられる。ここでも抗炎症、抗ラジカルががんの予防的な役割を担うことになる。4,000種以上もあるといわれているフラボノイドは、古くより抗炎症、抗菌、抗肝臓病、抗ウイルス作用などが知られているが、このような立場で、ラジカル消去→抗炎症→がん予防作用、という考え方も妥当といえるわけである。

　以上の例はいずれも、抗炎症作用はがん予防・がん抑制と深い関係がある例であるが、1994年5月JNCIの報告[9]で、抗ヒスタミン剤はこれらとは逆の作用があるのではないかとの報告が出た。つまり、抗ヒスタミン剤の大半は、ヒトへの普通の投与量でひどい場合は、がんの増殖促進を倍加しているというのである。この考え方の背後には、抗ヒスタミン剤がチトクロームP450やヒスチジンデカルボキシラーゼ、オルニチ

● ハーバード大学の Dvorak 教授は、「がんは止まることなき炎症である」という。

一口メモ：分枝アミノ酸（BCAA）と肝機能

　　ロイシン、イソロイシン、バリンの 3 種類のアミノ酸は、分枝アミノ酸（BCAA；branched chain amino acid）と総称される。肝臓ではほとんど代謝されず、主として骨格筋と脳で代謝される。BCAA、特にロイシンは、骨格筋のタンパク質合成を促進し、タンパク質の分解を抑制する。

　　肝臓は様々な物質を合成し、分解する臓器である。肝硬変ではその機能が低下し、タンパク質を合成する能力が落ちるとともに分解反応が進む。その結果、全身の栄養状態が悪くなる。血清アルブミン値はその状態を示す指標の 1 つであり、肝硬変や肝不全により低下する。しかし、BCAA を投与することによって、肝硬変の患者の血清アルブミン値が上昇（つまり、栄養状態が改善）することが報告されている [Kato M *et al.*, Acta Hepatol Jpn 32, 692–699 (1991)]。また、肝臓機能の衰えは、タンパク質が分解される時に出るアンモニアの処理能力の低下にもつながる。アンモニアは細胞毒性を示す有害物質であり、これが滞留すると脳障害（肝性脳症といい、意識の混濁などが認められる）を起こす。軽度肝性脳症のある肝硬変患者に BCAA を 8 週間投与したところ、精神運動障害が改善することが認められている [Plauth M *et al.*, J Hepatol 17, 308–314 (1993)]。他方、急性肝不全の場合は、BCAA 投与によるタンパク質性低栄養状態の改善は見られず、逆に過剰のタンパク質が分解されて生じるアンモニアの処理ができず、脳障害の原因になる危険性がある。

● 慢性の細菌やウイルス感染もがん化の原因となる。
　細菌ヘリコバクター・ピロリ（*H. pylori*）の感染と胃がんの発生にはどうやら因果関係がありそうである。また、慢性肝炎ウイルス（とくに C 型肝炎ウイルス）は、肝がんの原因と考えられる。もっともこれらに感染しても大半の人はがんにならないが、感染して 10〜30 年後に 5〜10％の感染患者が慢性化した場合、がんになる可能性がある。

● 細菌の慢性感染においてもウイルス慢性感染と同様に、がん原性が明らかになっている。
　その最もよく知られたものがヘリコバクター・ピロリといわれる細菌（前述）で、胃潰瘍や十二指腸潰瘍が慢性化し、15 年、あるいはそれ以上の長い経過の後に胃がんに発展する。同様にサルモネラ菌感染による慢性胆嚢炎や胆管炎が、胆嚢がんや胆管がん、あるいは膵がんの原因となる可能性が識者の間で論じられてきた。ここでも、「感染→炎症→発がん」のスキームが考えられる。その他の原虫（寄生虫）を含む、現在考えられる感染による発がんは、表 11（p.53）のようになる。

ンデカルボキシラーゼというような酵素の産生の誘導を起こしたり、発がんメカニズムを促進したり、あるいはこれらが細胞増殖効果を示すからだと考えられる。まだあまりよくわからないのであるが、免疫抑制作用との関係があるともいわれる。

　以上の慢性炎症から発がんに至るメカニズムの解明において、1990年代に大きな進歩があった。炎症の局所におけるスーパーオキサイド（$O_2^{\cdot-}$）産生による遺伝子（DNA）の損傷についてはいくつか記したが、そのとき一酸化窒素（NO）の生成が並行して進行していることである。p.55、**図 11**（p.63）などにも示したが、感染や炎症のように $O_2^{\cdot-}$ と NO が同時に同じ場所で生じ、$O_2^{\cdot-}$ ＋ NO の化学反応が直ちに起こり、過酸化亜硝酸（パーオキシナイトライト；$ONOO^-$）が生じることがわかった（6 章、7 章参照）。この $ONOO^-$ は極めて強力な変異原で、DNA を強くニトロ化し、あるいは切断し、がん化の開始のイニシエーションとなる。次章にこの点を記す。

文　献

1)　Thun MJ *et al*., N Engl J Med 325, 1593–1596 (1991)
2)　Rodrigutz BL *et al*., Circulation 89, 2540–2544 (1994)
3)　Kobayashi M *et al*., Leukemia Res 18, 199–203(1994)
4)　Akaike T *et al*., Arch Biochem Biophys 29, 55–63 (1992)
5)　Sawa T *et al*., Cancer Epidemiol Biomarkers Prev 7, 1007–1012 (1998)
6)　Kanazawa A *et al*., Cancer Letters 156, 51–55(2000)
7)　Kuwahara H *et al*., J Agr Food Chem 52, 4380–4387 (2004)
8)　Maeda H, Encyclopedia Molecular Medicine 4, 2663–2668 (2002)
9)　Lorne J *et al*., J Natl Cancer Inst 86, 770–775 (1994)

Data & Note

表 11　微生物の慢性感染による発がん

微生物	が　ん
細　菌	
1)　※ヘリコバクター・ピロリ	胃がん、胆のう／胆管がん
2)　†腸チフス菌、パラチフス A・B 菌	胆のうがん、膵がん
3)　†連鎖球菌（？）	食道がん
4)　†結核菌	肺がん、リンパ腫／白血病など
5)　†大腸菌など腸内細菌（？）	大腸がん
ウイルス	
6)　※B 型、C 型肝炎ウイルス	肝がん（慢性肝炎／肝硬変）
7)　※単純ヘルペスウイルス 2 型	子宮頚がん（反復性感染）
8)　※EB ウイルス	上咽頭がん、バーキットリンパ腫、モルトリンパ腫
9)　※パピローマウイルス	子宮頚がんなど
10)　†ポリオーマウイルス 　　（SV40、JCV など）（？）	脳腫瘍（？）その他腫瘍
寄生虫	
11)　※タイ肝吸虫（タイ東北部）	胆管がん（胆管線維症）、肝がん
12)　※ビルハルツ住血吸虫 　　（エジプト、イラクなど）	膀胱がん、肝がん
13)　†ネコ肝吸虫（西シベリア）（？）	肝がん、胆管がん

※ 因果関係が極めて濃厚、† 可能性が強い、がさらなる研究が要る（？）ことを示す。

● 抗炎症作用はがん予防・がん抑制となるが、抗ヒスタミン剤は逆にがんの増殖促進効果の可能性があるのではないかといわれている。

6.　NOx とがん

　　　——「一酸化窒素(NO)の明暗」・循環器からがん予防まで——

6.1　NO の功罪——生理学と病理学

　最近（1990〜2000 年代）の生命科学分野における大変な話題の分子
に、一酸化窒素（NO）という分子がある。これは、分子としては最も
単純な構造をもっている。すなわち、窒素原子 1 個と酸素原子 1 個から
のみでできており、公害の排気ガスの NOx のうちの 1 つ（x＝1）で、
最もシンプルな化学構造をもつもので普通の状態ではガス体である。生
体内の NO は、食品として生体内にとり込まれた食品タンパク質を構
成するアミノ酸のアルギニンから、生体内の必要な局所で必要に応じて
作られる（p.55 *Data & Note* の一口メモ参照）。

　NO の何よりも大切な作用は、それが全身の血管の直径の太さを調節
していることである。すなわち、血管のまわりをとりまいている筋肉を
弛緩させることによって血管の拡張を、その結果、血圧の低下と、また
逆にその収縮により血圧を上昇させているのである。つまり、NO が作
用して血管が適度な内腔の広さを保っていると、血圧はそれほど上がら
ない。ということは、NO が血圧維持のための Key 物質であるというこ
とである。一般に、NO は血管内皮細胞由来血管弛緩因子（EDRF）と
もいわれている。心臓発作のときにニトログリセリンを投与するのも、
体内でニトログリセリンから NO が発生し、その結果、全身の血管を
拡張し、血圧を下げるとともに血流を流れやすくするためなのである。

　さらにまた、この NO は、H_2O_2（過酸化水素）や $O_2^{\cdot-}$ と同じくマク
ロファージによっても産生され、殺菌力を発現することも知られてい
る。もっと驚いたことに、この NO が神経情報の伝達を受け持ってい
ることである。つまり、生体内で NO は血圧、免疫、神経と多面的に
重要な役割を演じていることがわかってきたのである。その重要性に鑑

54

一口メモ：一酸化窒素（NO）の魔力──多面的な生理機能

　NO が我々の体の血圧を制御する重要分子であることが発見されて約 20 年になる。その後の NO の研究はめざましく、日本 NO 学会や国際 NO 学会も発足し、多面的な研究がなされている。

　NO の生体内での合成は下式によって進行する。その反応のうち、NOS は NO 合成酵素のことで、

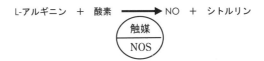

3 種類が知られており、血管の内皮細胞には eNOS（内皮細胞型 NOS）があり、nM レベルの NO を恒常的に生成している。白血球には、炎症反応が始まると誘導型 NO 合成酵素（iNOS）が誘導され、μM レベル以上の NO を生成し、それが $O_2{}^{\cdot-}$ と反応すると $ONOO^-$ となり、抗菌性が発揮され、DNA や酵素を傷害し、炎症となる。

　ほかに神経細胞には nNOS が存在している。この nNOS により生成する NO は、神経伝達作用をもつ。NO の抗菌作用（$ONOO^-$ となって）の他に重要な作用は血圧の調節（低下する方向に作用）であるが、このとき過剰に NO が出過ぎると血圧低下が進みすぎて、ショックとなる。従って、過剰の NO を除去することにより、例えば敗血症性のショックを抑えられることを我々は報告している。

　さらに、NO は抗酸化剤としても作用する。例えば他のラジカルと反応し、その反応性を奪う。この反応の 1 つとして、脂質パーオキシラジカル（LOO·）と反応し、脂質過酸化の増殖反応を停止させ動脈硬化の予防になるのである。

　また、NO はスーパーオキサイド（$O_2{}^{\cdot-}$）と急速に反応し、強力な過酸化物のパーオキシナイトライト（$ONOO^-$）になると問題である。それがタンパク質（酵素）や核酸（DNA、RNA、遺伝子）を酸化、切断、ニトロ化、ニトロソ化、脱アミノ化などで修飾し、その結果生理機能や遺伝子としての働きを喪失（→変異）させ、正常の重要な機能分子の生物活性をなくすからである。つまり、生体に病理学的な傷害を加えるよくない意味をもつ。

み、1991 年には米国の世界的に有名な科学雑誌『Science』誌は、NO を「Man of the Year」(今年最も注目すべき人)にならって、「Molecule of the Year」(その年の最も注目すべき分子)としてとり上げたため、生命科学の分野で一躍有名になった。ところが、NO は実は厳密には・NO と表記され、ラジカル分子で DNA や RNA の核酸と反応すればそれらを修飾し、突然変異を起こし、当然のことながらがん原物質となり得るのである。・NO は酸化されると亜硝酸イオンになり、後者は古くより DNA や RNA に対して脱アミノ化反応によってそれらを変化させることがわかっている。つまり、炎症時の NO による DNA 傷害と、それによる突然変異や発がんが考えられるのである。

　1960 年代頃より、ニトロソアミンのがん原性はよく知られており、日本人の胃がんの原因説もこれが深くかかわっていると思われていた。胃酸の酸性条件下で亜硝酸とヘテロサイクリックアミンなど第二級アミンが反応して、胃内でニトロソアミンを生ずる。さらにまた、ハワイ大学のがんセンターは、発がん剤を処理した細胞に NO 合成酵素が誘導されてくると発表しているが、これが上記のような NO による発がん促進作用として結びつけて考えられても当然であろう。

　また、我々(筆者／熊大微生物学教室)のグループは、多くのウイルスや細菌の感染で・NO 合成酵素(iNOS)が誘導・出現してくることを明らかにしている。いずれにしろ、この NO も上記の炎症性分子でがん原的要因をもっているといえるので、長期的にも短期的にも高い濃度の ・NO にさらされることは好ましくない。

　ディーゼルエンジンの排気ガスや、タバコの煙に含まれる芳香族化合物(ベンゼン環や、それより複雑なベンズピレンなどの環状化合物)の発がん性はよく知られているが、それに加えて NOx が、遺伝子と反応し変異原となる。この NOx は、N_2O、NO、NO_2、$ONOO^-$、NO_3、N_2O_3、N_2O_4(より厳密には、・NO、・NO_2、NO_2^-、$ONOO^-$、NO_2^+その他多数を含む)などの総称である。活性酸素と同様に、これらを活性窒素(reactive nitrogen species;RNS)とも呼ぶ。

● NOx：NO (x=1)、NO_2、NO_3、N_2O、N_2O_3、N_2O_4、ONOOH（$ONOO^-$）などの総称である。RNS（reactive nitrogen species；反応性窒素分子種）もこれらを総称する呼称といえる。なお、N_2O は全身麻酔に用いる笑気ガスのことである。ディーゼルエンジンの排気ガス中には、これらの混合物として（NOx）が多量に含まれるほかにタール微粒子、金属を含む無機質の微粒子などが含まれる。

● 血管のまわりをとりまいている筋肉の作用は血管平滑筋細胞による。

● EDRF：Endothelium Derived Relaxing Factor（血管内皮細胞由来弛緩因子、p.54 参照）。

● NO と同様の EDRF としての作用がニトロソチオール類（R–S–NO）にもあることが JS Stamler らにより報告された [1]。

● ニトロソチオール（R–S–NO）の R はシステインやグルタチオン、さらには血清タンパクのアルブミンまで含まれる。R–S–NO は NO 供与のための生体内の NO 貯蔵庫かもしれない。グルタチオンの SH や α_1–トリプシンインヒビターの SH にも NO が結合し、R–S–NO となる [2]。

● 通常、NO（一酸化窒素）はラジカルの1つで、余分の電子を1個もっており、厳密には NO に1個点がついた・NO と書き、ラジカルであることを強調する。

● ビタミン C はニトロソアミンを直接還元し、ニトロソアミンのがん原性を抑える作用がある。

● 我々も実際に測定して驚いたことに、タバコの煙の中には 300〜1,000 ppm という超高濃度の NO が含まれていた。生体内では、生理的なレベルとしてその 1000 分の 1 ほどが必要と思われる。

前章に記したように、我々はパーオキシナイトライト（ONOO⁻）が感染局所で生ずることを発見したが、このときその感染病原体のインフルエンザウイルスや、マウスのセンダイウイルスの遺伝子が大幅な変異を起こす[3-6]。RNA や DNA の成分のグアニンがニトロ化され、また、酸化的に切断され、その結果、遺伝情報が傷害をうけて、変異を起こすのである。つまり、発がんの第1ステップを引き起こすのである。この変異はフラボノイドや抗酸化剤で抑えられることから、このような物質で発がん予防ができるといえる[7]。

　マウスに似たスナネズミという小型動物がいる。それにピロリ菌と、それだけでは発がんしない量の化学発がん剤と高食塩食を同時投与すると、胃炎と胃潰瘍の発症に続き、高率に胃がんが発生するが、このモデル実験系において、前述のナタネ油の原油中に含まれる強い抗酸化物質のキャノロール（キャノロールは焙煎ナタネ油中に我々が発見したフェノール化合物の1つ）をエサに 0.1 ％という少量混ぜて飼育すると、胃潰瘍が大幅に（約 40 ％）なくなり、胃がんの 2/3 は発生が抑えられることを、愛知県がんセンターの立松正衛博士（病理部長）らと我々の共同実験で解明した。この発がんにおいて、ピロリ菌の存在よりも、炎症の有無が鍵であることが分った[8]。

　多くのフラボノイドやポリフェノールなどのフェノール化合物は、活性酸素（ROS）や ONOO⁻（RNS）の中和物質であり、それを消去することで炎症やがんの発生を抑えることが考えられるが、同時にこれらは炎症のメディエーターを生成する複数の酵素の誘導も抑えるようで、多面的な作用を示すと思われる。そのような物質の作用の標的として、プロスタグランジン類生成系（COX-Ⅱといわれる酵素が関与）、iNOS（誘導型 NO 合成酵素による）、TNF-αなどのいくつかのインターロイキン（IL-x）の発現・生成の抑制がそれである。

　また、これは一見不都合な事実であるが、野菜などの農業用植物に用いる窒素肥料は、亜硝酸（NO_2^-）や硝酸（NO_3^-）として土壌から植物にとり込まれる。このため、NO_2^- や NO_3^- は野菜や漬け物にかなり多

● NO は血圧維持の決め手であるが、一方その酸化物（誘導体）の、例えば $\cdot NO_2$ や $ONOO^-$ は DNA 傷害を起こし、突然変異と発がんの原因となる。そのとき DNA のグアニンのニトロ化を誘導するとともに酸化物の 8-オキソグアニンやキサンチンなどが生ずる。また、DNA の切断も引き起こす。

● 前述の誘導型 NO 合成酵素（iNOS）が誘導されるような場合は、他の炎症性酵素や反応（キサンチンオキシダーゼ、表 5、p.29 参照）も同時に生じてくる。つまり、スーパーオキサイドの産生が同時に起こると、がん化の方向へ動くと考えられる。事実、NO ＋ $O_2^{\cdot-}$ → $ONOO^-$ の生成反応は、$O_2^{\cdot-}$ が SOD で除去される速さより速く進行するので、$O_2^{\cdot-}$ があると $ONOO^-$ ができてしまうので SOD は $O_2^{\cdot-}$ 除去にそれ程役に立たない。

● $ONOO^-$ はパーオキシナイトライトと呼ばれ強力な酸化剤であり、同時にタンパク質や核酸のニトロ化を行う。つまり、がん原物質となる。

● NO_2^- は酸性条件下で、タンパク質や遺伝子（DNA）からアミノ基を離脱（脱アミノ反応）させ（酵素の不活性化や突然変異の誘発）により、生体では問題となる。

く含まれている。一方、ハムやソーセージについても赤色を強く保つために古くより使用されている亜硝酸ソーダも気がかりな問題であるが、このことはあまり心配が要らないことを別にふれる（6.4 参照）。

6.2　アミノ酸のアルギニンと NO——アルギニンの重要性

我々には食事から摂取するタンパク質として、1 日当たり 60〜70 g は必要とされているが、これは窒素に換算すると約 10 g 前後となる。栄養学上の 1 日当たりの摂取必要量の決め方は、吸収効率などが加算されているので、個々人により厳密にはかなり異なるが、タンパク質由来の窒素の排泄は大半が尿中であり、そのうち 90 ％以上が尿素として、残りがアンモニア、尿酸、クレアチニンなどである。この尿素がどこでどうして作られるかは大きな問題である。それはアミノ酸のアルギニン分子を経由して作られる。そのアルギニンは、体内ではやはりアミノ酸のシトルリンとアスパラギンから合成される。すなわち、アスパラギンのアミド窒素がシトルリンに転移して生合成される。つまり、アルギニンの第 1 の役割は尿素の生合成であり、これをアルギニンサイクル（または尿素サイクル）という（**図 10**）。

アルギニンのもつもう 1 つの大変重要な役割は、前述の一酸化窒素（NO）の合成である。この NO が哺乳類の血管を弛緩し、血圧を下げる作用をもつことが 1980 年代の中頃に発見された。NO は体内の NO 合成酵素により、アルギニンから合成され、これが血管の内皮細胞をとりまいている平滑筋細胞を緩め、血管の内径を広げることにより血圧を下げる方向に調節しているのである。この発見によって、1998 年のノーベル医学賞が米国のイグナロ、フルチゴット、ムラッドの三博士に与えられた。いずれにしろ NO の生成はアルギニンに依存している。すなわち、アルギニンは NO の源であり高血圧対策の基盤となるわけで、NO は血圧制御の Key 分子である。

Data & Note

● タンパク質の構成成分である窒素の処理は、肝臓で行われる。まず、アミノ酸からアンモニア（有害な窒素化合質）が離脱し、尿素サイクルと呼ばれる代謝系によって無害な尿素となるが、その途中でアルギニンが産生される。尿素は血液に放出され、腎臓によって排出される。

● タンパク質は体の構成成分として重要な栄養素であるが、糖質不足の時にはエネルギー源として使用され、過剰摂取の時には脂肪となって蓄えられる。どちらの場合も、タンパク質（またはその分解物のアミノ酸）中の窒素は不要である。タンパク質摂取の多い食生活をしている場合、肝臓も腎臓も過剰な窒素処理に大忙しである。

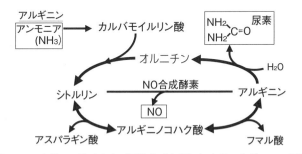

図 10　アルギニンサイクル（尿素サイクル）によるアルギニンの産生

6.3　感染・炎症による発がん──NO の多面性

　感染や炎症局所では、スーパーオキサイド（$O_2^{\cdot-}$）と・NO が高率に同時に生じ、このとき生ずる $ONOO^-$ が問題であることを前に論じたが、それは、$ONOO^-$ が DNA や RNA の切断、ニトロ化、ニトロソ化、酸化などにより分子の傷害を引き起こすからである。この $ONOO^-$ はとくに感染局所の炎症部で見出され、ウイルスや細菌の変異株、とくに薬剤耐性株の生成の原因であり[3,4,7]、ひいては感染症による発がんの原因になるとも考えられる理由である。また、組織傷害や再生に関わる作用として、$ONOO^-$ は感染や炎症局所のコラゲナーゼを活性化し、組織の傷害と、再生や腫瘍の転移に関与すると考えられる[9]。とくに虫歯や歯槽膿漏では、細菌性のコラゲナーゼと、宿主のコラゲナーゼの両者の関与が考えられる。血管内皮細胞増殖因子（VEGF）の作用とも関係するが、NO は細胞増殖の促進を行い、組織の修復再生、血管の新生、さらにがん細胞の増殖を促す。がんの増殖という観点でいうと、NO は血管の透過性の促進作用をもつ[10]。とくにがん局所での血管内から血管外腔（組織内）への栄養や血漿成分の漏出性に加担し、固型がんの増殖や、さらに転移を促進する。この作用は他の炎症起因物質と同様の作用である。

6.4　亜硝酸イオンの有用性──最近の知見

　亜硝酸ソーダ（ナトリウム）は、食品添加物の規制の始まるよりも古くからハム・ソーセージなどに加えられており、赤身肉の赤色の保持になくてはならない成分といえる。また、この亜硝酸ソーダは野菜などの植物の窒素肥料由来成分として自然界にも広く分布している。一方、前述のように 1960 年代のわが国の化学物質による発がんの研究において、亜硝酸は胃の酸性条件下でニトロソアミンとなり、これが胃がんの 1 つの要因と考えられていた。しかし、1983 年にヘリコバクター・ピロリという細菌が胃炎患者の胃粘膜中に発見され、次いで、胃がんの疫学的研究によって、ピロリ感染による胃炎・胃潰瘍が、胃がんの原因になると

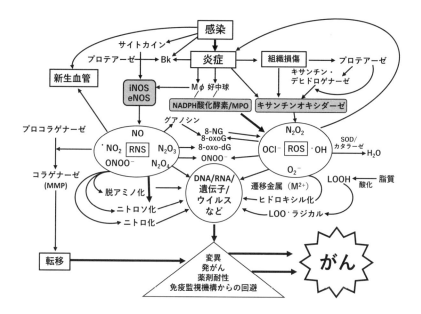

図 11　感染による炎症から発がんに至る過程における活性酸素・活性窒素の関与

BK；ブラジキニン（痛みを誘発するホルモン。感染や炎症局所で生ずる），eNOS；内皮型一酸化窒素合成酵素，iNOS；誘導型一酸化窒素合成酵素，Mcp；マクロファージ，MPO；ミエロペルオキシターゼ，8-NG；8-ニトログアノシン，8-oxoG；8-オキソグアノシン，8-oxo-dG；8-オキソデオキシグアノシン，ROS；活性酸素分子種，RNS；活性窒素分子種

● NO の多様な作用：生体防御、血圧調節、NOO⁻ の生成（酸化剤、ニトロ化剤、コラゲナーゼの活性化）、組織傷害と再生（コラゲナーゼを介して）、突然変異（遺伝子損傷）、脂肪の酸化抑制（抗酸化作用）、細胞増殖促進（血管新生）、血管透過促進（浮腫）、がんの増殖促進。

する最先端の研究が米国より報告された。すなわち、［ヘリコバクター・ピロリの慢性感染→慢性胃炎／胃・十二指腸潰瘍→炎症性因子→ラジカル生成（NO系、スーパーオキサイド系、加えて高食塩や多分にヘテロサイクリックアミンなどの補助因子の関与）→ DNA損傷→発がん］の道筋が最も現実的な胃がん発がんのメカニズムであると考えられる。また、前出の立松正衛博士らは、ピロリ感染による胃炎／胃がん発生時に高食塩の摂取が胃がんの形成に極めて重要であることを示している。

　2006年6月にカリフォルニア州モントレー市で開かれた「第5回国際一酸化窒素（NO）学会」で、亜硝酸イオン（$NO_2{}^-$）は生体内では生体の、あるいは細菌等の亜硝酸還元酵素等によりNOとなり、それが抗酸化力を発揮するとともに、血管施緩因子として、血管拡張性を発揮し、高血圧症を予防するという2つの点で、有用であることが指摘された（下記の研究者および前項、NOの多面性参照）。従って食肉や野菜等由来の亜硝酸イオンは、問題とするよりも逆に、がん予防、高血圧予防の観点からも有用ということになる。以下の演者がこの方向で論陣をはった。M. T. Gladwin博士（米国・NIH）、J. Lundberg教授（スウェーデン・カロリンスカ研究所）、K. Klem教授（ドイツ・アーヘン大学病院）、A. Lieberman教授ら（ドイツ・デュッセルドルフ大学）などである。

6.5　野菜に含まれる亜硝酸イオン（$NO_2{}^-$）と硝酸イオン（$NO_3{}^-$）は敵か味方か？

　かつて野菜には亜硝酸イオン（$NO_2{}^-$）や硝酸イオン（$NO_3{}^-$）が多く含まれ、がんの原因になるのではないかと疑われていた。これは試験管内の特殊な条件でニトロソアミンが生成し、それががん原性を発現するのではと疑われていたが、この考え方を真っ向から否定するデータが最近発表されている。筆者の友人でピッツバーグ大学の高名なブルース・フリーマン教授は、野菜の多い日本食中の$NO_2{}^-$と$NO_3{}^-$の含有は有意に高いが（**表12**）、野菜を食べた後、これらの血中濃度は高くなり、さらに注目すべきことは食品中のリノール酸などの不飽和脂肪酸と反応

● さらに最近になって、米国 NIH 主催で、この亜硝酸塩（イオン）の重要性のみに焦点をあてたシンポジウムが 2007 年 7 月に開催されている。

● この会議では、亜硝酸塩の治療的に有益な用途として、(1) 心、肝その他の移植時の虚血再還流障害、(2) 肺高血圧症、(3) 脳血管レン縮、(4) 腸内細菌に対する防御、(5) 胃粘膜保護、など多面的な有用性がとり上げられている。
URL:http://www.strategicresults.com/nitrite2/

● 亜硝酸ソーダは、かつて心配されていたような健康上の問題はほとんどなく、多面的に有用であるというのが最近の考え方である。

表 12　日本食の野菜中の硝酸イオン含量（g/ 野菜 1 kg）

Komatsuna	小松菜		7 g/kg
Mizuna	水菜		4 g/kg
Spinach	ほうれん草		6 g/kg
Radish	大根		5 g/kg
Kombu, nori	昆布		10 g/kg

Daily nitrate intake：15-150 ng/kg body weight
M. Morohashi *et al.*, Tox. Env. Chem. (2010) 92, 2010-(8), 1495–1503 （文献 13）

し、ニトロ化脂肪酸が血中に増加することを、HPLC（高圧クロマトグラフィー）と質量分析を用いて証明している（**図 12**）[11, 12]。日本の杏林大の神谷教授らのグループも野菜を食した後の血中の NO_2^- と NO_3^- は上昇し、血圧は下がる傾向にあることを示している。もともとこの NO は抗酸化作用を有することは本誌の別項に表したとおりである。さらにまた、食事からの NO_2^- および NO_3^- はともに、腸内細菌により NO に変換されることも報告されている [13]。それはともかく、このように生じたニトロ化（ニトロソ化）脂肪酸はニトログリセリンなどと同様に、体内では、それから NO（一酸化窒素）をゆっくり生成し、血管の拡張をもたらし、降圧作用を発揮する（つまり、血圧を低くする働きがある訳である）。NO は血管の拡張作用（降圧作用）に加えて、抗酸化剤としても作用する。潰瘍性大腸炎などは血流不全と活性酸素による酸化ストレスが原因の疾患と考えられており野菜の摂取はこの意味からも重要であろう。

文　献

1) Stamler JS *et al.*, Proc Nat Acad Sci USA 89, 7674–7677 (1992)
2) Miyamoto Y *et al.*, Biochem. Biophys. Acta. 1477, 90–97 (2000)
3) Akaike T *et al.*, Proc Natl Acad Sci USA 93, 2448–2453 (1996)
4) Akaike T *et al.*, FASEB J 14, 1447–1454 (2000)
5) Akaike T *et al.*, Proc Natl Acad Sci USA 100, 685–690 (2003)
6) Sawa T *et al.*, Biochem Biophys Res Commun 311, 300–306 (2003)
7) Kuwahara H *et al.*, J Agric Food Chem 52, 4380–4387 (2004)
8) Cao x, Tsukamoto T *et al.*, Int. J. Cancer (2007, in press)
9) Akizuki E *et al.*, Proc Soc Exp Biol Med 225, 151–159 (2000)
10) Maeda H *et al.*, Jpn J Cancer Res 85, 331–334 (1994)
11) K. S Hughan *et al.*, Hypertension (2017) 70, 634–644.
12) M. Delmastro-Greenwood *et al.*, Free Radic. Biol. Med. (2015) 89, 333–341
13) M. Morohashi *et al.*, Tox. Env. Chem. (2010) 92,(8), 1495–1503

参考文献

1) 森 正敬 著 , 生体の窒素の旅 , 共立出版 (1991)

Data & Note

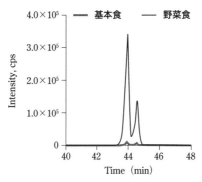

A

B

Human *plasma* nitro-linoleic acid

図 12　食品中の硝酸イオンと亜硝酸イオンからニトロソ脂肪酸の生成（**A**）と
野菜食を食事に摂取したときのヒト血中のニトロ脂肪酸の検出（**B**）

From Bruce Freeman, Univ. of Pittsburgh School of Medicine（文献 11, 12）

7. ウイルス感染症と酸素ラジカル

──ウイルスよ、お前もか──

7.1 インフルエンザウイルス

　すでに炎症時の局所の酸素ラジカルや窒素ラジカル（・NO）の生成について記したが、ウイルス感染症も炎症反応を惹起することから、酸素ラジカルの生成が予想されたが、事実、以下に示すように我々（熊大・微生物学教室）は、1989年にこのことを、マウスにインフルエンザウイルスを感染させた実験系ではじめて証明することができた[1-4]。

　ウイルスが感染した細胞のたどる経過には、それぞれのウイルスに特有の色々なタイプがある。例えば、ウイルスに感染した細胞が融解壊死となるものから、ウイルスが細胞内に平和共存する持続感染型をとるもの、あるいは細胞を腫瘍化するものなどである。

　インフルエンザウイルスのマウス感染モデルの場合、そのマウスが死ぬ時、生体内にはウイルスは完全に殺されてしまい見つからなくなっていた。このときマウスはウイルスによって直接殺されるのではなく、感染後の炎症反応によって、つまり、宿主の防御反応の過剰の流れ弾で自身が傷ついて肺炎を発症しているようである。この状態を著者は「ウイルスなきウイルス病」と呼んでいる。ではなぜマウスは発病し、死に至るのか。以下にその解答を示す。

　我々の研究結果によると、ウイルス感染数日後に大量のスーパーオキサイドが肺に発生し、肺炎が起こったのである。このとき、肺胞内を洗浄した液体（肺胞洗浄液）中には非感染マウスの200〜600倍も、スーパーオキサイドを産生する酵素（キサンチンオキシダーゼ）（**表5**、p29）が増加していたのである。さらにこの酵素の燃料（基質）となるヒポキサンチンを作る酵素アデノシンデアミナーゼも、マウスの血中に

Data & Note ————————————————————

● ウイルス感染症も酸素ラジカルを生成する。(→ウイルス感染症もラジカルによる疾病)。
一酸化窒素も生成し、パーオキシナイトライトの生成を伴う。

● インフルエンザに感染したマウスは、インフルエンザウイルスそのものでは死なない。
ウイルス感染によって大量の酸素ラジカルのスーパーオキサイドが肺に発生し、肺炎
となって死ぬ。このとき肺胞内に多量の NO が生成され、結果として $O_2^{\cdot-}$ ＋ NO が
$ONOO^-$ となる。この $ONOO^-$ が肺組織に強い毒性を発揮するといえる [1-4]。

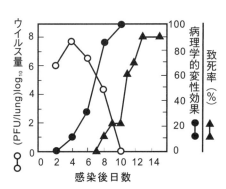

図 13　マウス肺内でのウイルス増殖、肺炎像、致死率の時間的推移

マウス馴化インフルエンザウイルス A/ 熊本 /67(H_2N_2) 株を 2.0 LD_{50} 量をマウスに経鼻噴霧感
染させた後、肺内ウイルス量（−○−）をプラーク形成法により、肺炎像を肉眼的に観察しス
コア化して表示した（−●−）。病気の激しさとウイルス量は一致しない。活性酸素や NO 生
成のほうが病態の激しさと一致する [1,2]。

3〜20 倍も増加していた。

　ウイルスの感染によって傷ついた生体の組織と白血球から、ウイルスを殺すためにスーパーオキサイドが猛烈に生成し、スーパーオキサイドがウイルスを殺す。それによってウイルスは全滅し、いなくなる。この同じスーパーオキサイドが肺蔵を傷害し、マウスは死ぬわけである。総括すると、ウイルスは病気の引き金であって、直接の病因・死因はスーパーオキサイドであると結論できる（**図 13**）。つまり、ウイルスなきウイルス病である。

　死因がスーパーオキサイドならば、スーパーオキサイドを消去すればマウスは生きるはずである。そこで、我々（前田ら）はスーパーオキサイドを消去する酵素スーパーオキサイドディスムターゼ（SOD）に対して高分子結合体にするというドラッグデザインを行い、長時間作動型 SOD を作製した。この新型の SOD をマウスに投与すると、明らかな治療効果を示し、仮説の正しさを裏付けた（**図 14A**）。さらにまた、スーパーオキサイド産生酵素の 1 つであるキサンチンオキシダーゼに対して、その酵素活性を阻害する薬物（アロプリノール）を投与したところ、スーパーオキサイドの産生が抑えられ、マウスの生存率が改善した（**図 14B**）。

　これが世界で初めてウイルス感染という場で、病因論としてウイルスが宿主を殺すのではなく、酸素ラジカルのスーパーオキサイドが原因であることが証明された例である。

　筆者らは、この活性酸素による病因論を明らかにしたが、その後の研究で、前述の実験と同じ時間経過で一酸化窒素（NO）が生成し、この両者が直ちに反応してパーオキシナイトライトが生ずることを明らかにした[4,5]が、このものこそ生体に傷害を及ぼす最たるものと思われる。

　さらにスーパーオキサイドは脂質ラジカルにもなるので、脂質ラジカルスカベンジャーは結局、スーパーオキサイドラジカルスカベンジャーとしても働くわけである。そういう意味で、ラジカルスカベンジャーとなる野菜の煮汁やお茶類は、ウイルス感染症に対しても良い対策になると思われる。あまり知られていないが、コーヒーも強いスカベンジャーで

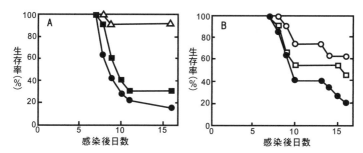

図14　ポリマー結合型SOD（pyran-SOD）投与群（A）およびアロプリノール投与群（B）のインフルエンザウイルス感染マウスにおける治療効果[1,2]

マウスにウイルスを感染後 pyran-SOD（－△－）は、1回 200U を 5 日目より 8 日目にわたり 24 時間おきに 4 回静脈内投与した。－■－は、通常の SOD（半減期 3 分）で、これはほとんど効かない。－●－は SOD なしのコントロール。16 日目において、pyran-SOD 投与群は、コントロール群に比して有意な治療効果を示した。アロプリノールは感染 4 日目より 7 日目にわたり 24 時間おきに 1 回 1mg（－□－）もしくは 2mg（－○－）4 回経口投与した。－●－は薬剤なしのコントロール群。アロプリノール 2mg 投与群は有意に治療効果を示した (χ^2 検定、p=0.05)。

● 事実、ウイルス感染で生ずる活性酸素 $O_2^{\cdot-}$ や NO はウイルスの遺伝子に変異を起こし、我々は一本鎖 RNA 型ウイルスのセンダイウイルスやインフルエンザウイルスにおびただしい変異株を生ずることを証明した。〈文献：J. Yoshitake, T. Akaike, T. Akuta, F. Tamura, T. Ogura, H. Esumi and H. Maeda: Nitric oxide as an endogenous mutagen for Sendai virus without antiviral activity. J. Virol., 78, 8709-8719 (2004)〉

ある。一般にパーオキシラジカル中和能は細胞保護作用がある（**図15**）。

　免疫反応や炎症反応が病因となるウイルス感染症は、インフルエンザのほか、肝炎、ヘルペス、サイトロメガロ、風疹、麻疹、デング熱、脳炎等のウイルスなど意外に多くあるが、上記の事実からも、直接的間接的にラジカルがこれらのウイルス感染症の病因論に加担していると考えられる。これらのウイルスの感染局所も実は同じ生体反応（炎症）を介した同じ分子種による病態論を論じることができる。

　B型やC型肝炎ウイルスは肝炎を引き起こし、それが慢性肝炎となり、さらに肝がんに移行することは今では広く知られるようになった。このことについては次章で詳しく記す。

7.2　インフルエンザウイルスと新型コロナウイルスの流行に関して

　最近（2020年1月以降）世界を震撼させている新型コロナウイルス（COVID-19）はまさにパンデミックと呼ぶにふさわしい事態を引き起こしている。これは呼吸器感染症であり、この原因ウイルスは外膜をかぶったRNAウイルスで、それらの点でもインフルエンザウイルスとよく似ている。その死亡者数が老人（特に70才以上）と慢性基礎疾患を持つ人（糖尿病、慢性肝炎、慢性腎炎、高血圧症、肥満症、さらに老齢者で免疫の弱い人、透析患者）などに著明であり、スペイン風邪のときのインフルエンザと同様である。

　一般にインフルエンザウイルスの単独感染では、感染から発症に至る潜伏期間は1〜2日で、これに対して新型コロナウイルスCOVID-19は2週間前後と長いが、両者とも多くの類似点がある。ヒトの細胞への侵入に対しては、ウイルスの外膜上に突出して出ているスパイクタンパクと呼ばれるタンパク質が、タンパク分解酵素（プロテアーゼ*一口メモ）により切断・解裂されねばならない。その結果、ウイルスの膜と細胞の膜が融合して、ウイルス内部の遺伝子RNAを細胞内に放出する。そのとき、このインフルエンザのスパイクタンパクが切断・解裂して細胞融合するためには、宿主体内のプロテアーゼか、我々の発見した細菌（病原

● みかけ上、炎症反応がない場合でも、肝炎ウイルスに感染した肝臓では酸化ストレスが
　生じている。例えば、C型肝炎ウイルスに特有のウイルスタンパクは、細胞内で活性酸
　素の産生を亢進させている[7]。

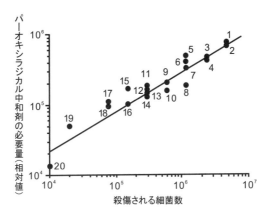

図15　抗菌活性を指標にした抗脂質（アルキルパーオキシ）ラジカル活性[6]

ヘム（鉄）〔メトヘモグロビン〕＋アルキルヒドロパーオキシドの反応系で生ずるアルキルパー
オキシラジカル（LOO・）の細胞毒性（抗菌作用）を、10^7個のサルモネラ菌に対する殺菌力
を指標として、お茶とコーヒー類のそれを中和する力（パーオキシラジカル中和能）でプロッ
トした。つまりこのデータは、LOO・による細胞毒性が、お茶などのLOO・中和成分で阻害さ
れることを示している（図28、p.115参照）。

1.　ヨモギ茶　2.　緑茶（深蒸）　3.　緑茶（釜炒）　4.　抹茶　5.　しらおり茶　6.　紅茶A
7.　玉露　8.　番茶　9.　ペリーラ茶　10.　ウーロン茶　11.　コーヒーA　12.　ルイボス茶
13.　紅茶B　14.　コーヒーB　15.　玄米茶　16.　紅茶C　17.　そば茶　18.　ココア
19.　タリブ茶（南アメリカ）　20.　むぎ茶
このラジカル（LOO・）の中和力の低いものは、この細菌に対するLOO・の殺菌の中和力が低い。

性）の産生するプロテアーゼが必要であることが key であることを見出したが、その発見以上にさらに驚いたことは、家ダニの目に見えない量の糞便中のプロテアーゼが、インフルエンザウイルスの感染の成立の強力な補助因子になっていることである。

　これらのウイルスは呼吸器感染症であるので、その予防には口腔・口蓋・咽頭のうがいが重要である。メディアでは手洗いの重要は叫ばれているが、うがいの重要性はほとんど忘れられている。また、老人などでは慢性疾患の有病者でなくても、一般に免疫力が弱くなっており、細菌感染を極めて併発し易い。これは、がんの治療中の患者も同様である。このウイルスに加えて細菌が感染すると、症状は重篤になり（複合感染）、抗生物質の投与が必須である。現今のテレビではこのあたりの状況を伝えていない。重篤になる時には、サイトカインストームという炎症反応の誘導（本来は防御のためなのだが）がオーバーシュートして制御不能になり（**図16**）、ほとんど手立てが無くなる。このような時、老練な医師はデキサメサゾンなどステロイドのパルス投与で発熱や血栓形成や脱水を抑え、同時に全身状態の改善と敗血症の対策が必要である。もともと新型コロナもウイルス感染なので、抗生剤の投与は教科書的には不必要であるとされている。たしかに、インフルエンザウイルスの単独感染のみでは、患者の大半は解熱剤を服用し、安静（休養）さらに栄養を充分取って、充分な睡眠をとれば2〜3日でコントロールできるが、細菌との複合感染を併発し、それが敗血症（菌血症）になると重篤で、特に血液の凝固系や血栓ができると全身的な血流不全で、重要臓器（心、脳、肝、腎）などの血液凝固や血栓が危険因子として上がってくるため、その対策が重要である。このときファイトケミカルは活性酸素を抑え、また、その結果として前述のように NO は血管を拡げ、血栓を予防するので重要である。新型コロナも概ねインフルエンザと同様の病態で、サイトカインストームのときは活性酸素のオーバーシュートによる肺、その他全身的な組織障害があると考えられる。現今のメディアは複合感染（特にインフルエンザの老人性肺炎の大半はこれ）なので、抗生剤と敗血症対策についても、うがい

Data & Note

一口メモ：

人間の生活環境には家ダニが広く棲息しており、そのダニの腸管から分泌される消化酵素（タンパク質分解酵素・プロテアーゼ）がダニの糞便と一緒に排泄される。特に密閉した室内では、ダニの糞便が空気中に浮遊しており、目に見えないような百万分の1gの量でも十分に感染性の増強作用（百倍以上）をもたらすことを我々は見出している。また、このプロテアーゼは夏の家アレルギーの原因にもなるが、インフルエンザやコロナウイルスが細胞に感染するときの重要な補助因子になる。（文献：T. Akaike, J.Infect. Dis.vol.170, p.1023–1026(1994)）

さらに付け加えれば、部屋の空気はヘパフィルター(無菌化ろ過フィルター)を通した無菌化浄清空気にすることが好ましい。また、空気清浄器に紫外線の殺菌灯を内蔵すれば、エアロゾルのウイルスも殺すことができるので、しかるべき人の多く集まる場所にはこのような空気清浄器の設置が望ましい。ちなみに普通の旅客航空機のキャビン内の空気はヘパフィルターを通してある。

● インフルエンザウイルスと細菌の混合感染の劇症化について

インフルエンザウイルスと細菌の両者の複合感染における、その感染症増悪化は大変なことである。このときのマウス細胞内でのウイルスの増殖速度は著しく早くなることに加えて、細菌が加担すればウイルスの生成量もウイルスの単独感染に比べ100倍以上になる。ウイルスの増殖には、体内のプロテアーゼ（タンパク分解酵素）か、細菌が産生したプロテアーゼの何れによってもウイルス単独のときと比べ、ウイルスの産生は100倍以上多くなる。〈文献：T. Akaike., A. Molla, M. Ando, S. Araki and H. Maeda: Molecular mechanism of complex infection by bacteria and virus analyzed by a model using serratial protease and influenza virus in mice. J. Virol., 63, 2252-2259 (1989)〉

我々はさらにその後、粉じん中の家ダニのプロテアーゼがインフルエンザの感染性を細菌由来のプロテアーゼ以上に増強することを発見した。ヒトは通常でも1日の呼気中に約1〜3μgの家ダニプロテアーゼを吸入しているといわれており、3μgが気道表面に吸着するとウイルスは数十倍も感染しやすくなると考えられる（p.77参照）。これらのプロテアーゼはトリプシン型のセリンプロテアーゼと分類されるグループであり、コロナウイルスでは体内のフューリンと呼ばれる同種のプロテアーゼが同時に融合タンパクの塩基性アミノ酸部に対し切断作用を示し、感染が成立する。〈文献：T. Akaike, H. Maeda, K. Maruo, Y. Sakata and K. Sato: Potentiation of infectivity and pathogenesis of influenza A virus by a house dust mite protease. *J. Infect. Dis.*, 170, 1023-1026 (1994) / A. Katsnelson, What we know about the novel coronavirus's proteins, Chem. *Eng. News*（米化学会），98 (15), pp19-21, April 20 (2020)〉

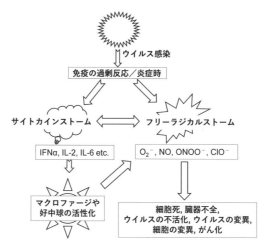

図 16　ウイルス感染時に生ずる防御系免疫過剰反応におけるサイトカインストームと
フリーラジカルストームのインタープレイ（相互作用）

※これは、もと前田研究室の大学院生の Dr. Jun Wu (City of Hope), Calif., USA がまとめたも
のを改変（文献 8）

の励行と同様に触れられていないことが筆者は気になるところである。

　慢性感染症の項には、それによる活性酸素の生成と炎症から DNA 傷害
から、さらにがん化に至るメカニズムを解説しているが、この活性酸素は
強力な変異原性物質であり、この DNA の変異による細菌の薬剤耐性化を
引き起こし、それは炎症が強いほど強くなるので要注意である。このと
きの治療方針では、抗酸化物質が重要性を帯びてくる。新型コロナ感染
においても抗酸化成分（ファイトケミカル）と免疫力の強化は、野菜、
とくにそのスープの力に着目した日常的な対策が重要になるといえる。

文　献

1)　Oda T *et al*., Science 244, 974–976(1989)
2)　Akaike T *et al*., J Clin Invest 85, 739–745(1990)
3)　Maeda H & Akaike T, Proc Soc Exp Med Biol 198, 721–727 (1991)
4)　Akaike T *et al*., Proc Natl Acad Sci USA 93, 2448–2453 (1996)
5)　Okamoto T *et al*., Arch Biochem Biophys 342, 261–274 (1997)
6)　Akaike T *et al*., J Agr Food Chem 43, 1864–1870 (1995)
7)　Gong G *et al*., Proc Natl Sci USA 98, 9599–9604 (2001)
8)　Wu J, Nitric Oxide 102, 39–41 (2020)

Data & Note

これらをまとめ、次の表に示す。

(1) インフルエンザウイルスに細菌（プロテアーゼ 10μg）経鼻投与でどのくらい感染性が増加するか（文献 1）

(a) ウイルス感染後 2 日目のマウス肺胞内ウイルス量（in vivo データ）	
	感染 2 日後のウイルス量
ウイルスのみ	：10^5
ウイルス＋細菌／プロテアーゼ	：10^7（注：セラチア菌セリン型プロテアーゼ）

細菌感染により 100 倍以上の増強あり（HA unit で測定）

(2) 家ダニ (粉塵性プロテアーゼ) によるインフルエンザウイルスの感染性増強（文献 2）

Chick fibroblast + Influenza virus (in vitro)

	プロテアーゼとその量	24 時間後*	48 時間後*
プロテアーゼなし	0μg/ml	1 倍	1 倍
プロテアーゼ	0.5μg/ml　家ダニプロテアーゼ	72 倍	30,000 倍
	0.5μg/ml　トリプシン	32 倍	8,000 倍
	10μg/ml　プラスミン	8 倍	5,500 倍

ウイルスの定量法：HA 法および PFU
＊プロテアーゼなしのウイルス量を 1 としたときの相対ウイルス量、これらはすべてセリン型プロテアーゼ

(3) インフルエンザウイルス経鼻エアロゾル感染マウスの肺胞内ウイルス増殖におけるダニ由来プロテアーゼの促進効果

ウイルス感染＋家ダニプロテアーゼ経鼻投与後の マウス肺胞内のウイルス量の増加（in vivo 系）			
group	プロテアーゼ dose	投与 48 時間後	投与 96 時間後
ウイルスのみ （Dose：0.5LD$_{50}$）	0μg	9×10^5	1.1×10^8
ウイルス＋家ダニ プロテアーゼ	32μg/day1	7×10^7	1.1×10^9

ウイルスの定量法：PFU ＝コロニー形成ユニット

（出典：幻冬舎プラス，2020 年 7 月 29 日より）

（文献 1）　T. Akaike., A. Molla, M. Ando, S. Araki and H. Maeda: Molecular mechanism of complex infection by bacteria and virus analyzed by a model using serratial protease and influenza virus in mice. *J. Virol.*, 63, 2252–2259 (1989)

（文献 2）　T. Akaike, H. Maeda, K. Maruo, Y. Sakata and K. Sato: Potentiation of infectivity and pathogenesis of influenza A virus by a house dust mite protease. *J. Infect. Dis.*, 170, 1023–1026 (1994)

8. 発がんの普遍的メカニズム

——慢性感染／化学発がん剤／放射線の共通項は酸素ラジカル——

これまで、発がんにかかわる諸々の最近の話題をとり上げてきた。一方、古くからがんの原因としてウイルス感染、化学発がん剤（多くの化学物質）および放射線照射という、全く似ても似つかぬものや事象が、がんという同一の結末になるということが知られている。しかしこれまでのいくつかの説明で推察がつくように、酸素ラジカルがこれらいずれの場合も多かれ少なかれ関係しているということは、うすうすお察しがつくと思う。ここでさらにもう一歩ふみ込んで考えてみたい。

8.1 ウイルスの慢性感染と発がん

動物に感染するウイルスのうち、直接腫瘍の原因と考えられるものは、実はわりと少ないといえる。まず、DNA型ウイルスのうち、エプスタイン・バー（EB）ウイルスは中国南部に多い上咽頭がんやアフリカのバーキットリンパ腫の原因とされている。さらにはヒトパピローマウイルスと子宮頚がんが何といっても、その因果関係がはっきりしている。さらにDNA型ウイルスのうちで重要なものはB型肝炎ウイルスである。これは最近輸血前検査の充実で激減したものであるが、以前は主に輸血後に発生した血清肝炎の主役であった。RNAウイルスであるC型肝炎ウイルスと同様、肝炎が慢性化すると慢性肝炎から肝がんとなる（**表11**、p.53 参照）。

B型肝炎ウイルスより遅れて発見されたC型肝炎ウイルスはRNA型ウイルスである。A型肝炎ウイルスもRNA型であるが、これはポリオウイルスと類似のエンテロウイルス（腸内ウイルス）の1つで、肝がんには至らない。さらにA型でもB型（DNA型ウイルス）でもC型で

● ウイルス感染（→ ウイルスによる慢性感染）、化学発がん剤（多くの化学物質）および放射線照射というお互い全く似ても似つかぬものが、がんという同一の結末になることの不思議。これら何れにも共通する因子として酸素ラジカルの存在である。これを筆者は発がん原因の三位一体説と呼んでいる（図 19、p.89 参照）。

● ウイルス病と酸素ラジカルの関係：ウイルスよ、お前もか？

もない RNA 型の肝炎ウイルスが見出され、非 A 非 B 型肝炎ウイルスに入れられている。最近では、C 型肝炎ウイルス（HCV）が、日本人（およびアジア人・アフリカ人）の原発性肝がん（肝細胞がんともいう）の 80% 以上を占めるようになっている。何はともあれ、B 型と C 型肝炎ウイルスは実は肝がんの原因として最も重要なものであろう。なぜならば、地球上に肝がん患者が二、三百万人はいると推定されている最多のがんで、そのほとんどはこれらウイルスが原因であるからである。また、日本には 200 万人近い C 型肝炎ウイルスのキャリアーがいるといわれている。さらに興味のあることに、エジプトのナイル河流域では HCV に加えて、寄生虫（肝吸虫 *Schistosomiasis mansoni*、いわゆるジストマの一種）との複合感染が 90% 近い患者でみられ、肝がんの頻度は日本の 10 倍以上はあると考えられる。モンゴルでは B、C 型、非 A 非 B 型などの重複感染が多く、肝がんの頻度は特に高い。

　肝炎ウイルス以外に、RNA 型ウイルスのうち、レトロウイルス群に白血病やリンパ腫の原因ではないかといわれているものがある。この群の遺伝子の情報は、RNA から DNA に逆転写する酵素をもっており、通常と異なった流れを示す。即ち、ワトソン・クリックの分子生物学の一大テーゼである細胞における遺伝子の情報の流れが DNA → RNA → タンパク質、の方向であるのに対して、その逆の RNA → DNA → RNA…である‼　エイズのウイルスなどは、その RNA の遺伝子は DNA になって、宿主の DNA の間にもぐり込んでしまう。熊本大学名誉教授の高月清先生が発見した、西南日本に多い ATL という病気（成人 T 細胞白血病）の原因ウイルスもこの群のウイルスである。その原因ウイルス（HTLV、成人 T 細胞白血病ウイルス）は、京大ウイルス研の日沼頼夫名誉教授らや、高知医大の三好勇夫名誉教授らによって発見され詳しく研究されている。

　ラウス肉腫ウイルスに代表されるがんウイルスは、別のメカニズムでがん化を引き起こす。分子遺伝学的手法によって、1980 年頃より次第にがん化の分子機構が明らかになった。そのトピックスの 1 つは、ウイルス遺伝子にがん遺伝子（virus 由来のがん遺伝子［oncogene］であ

● この重要疾患の C 型肝炎ウイルスに対する特効薬が 2019 年 2 月よりギリアド・サイエンシズ社（米国）から発売され（一般名：ソホスブビル / ベルパタスビル配合錠、商品名：エプクルーサ®配合錠）、副作用も少ない。

● 主ながん抑制遺伝子：これらが酸素ラジカルにより傷害をうけるとがん化しやすい。
　○ p53—いわゆる転写因子（トランスクリプションファクター）の 1 つで、細胞分裂のサイクルを制御する。これが傷害を受けて機能不全になるとがん化につながる。名前は分子量 5 万 3 千からきている。酸化ストレスや ROS、RNS に対する感受性が強い。
　○ pRb（Rb）—もともとその多くは小児にみられる網膜芽腫由来のタンパク質で、細胞分裂を制御する。これが傷害を受けると細胞の無制限の増殖となる→がん化
　○ APC—腫瘍形成のための細胞分裂機能の制御→大腸がん
　○ HER2（ErbB-2 と同じ）—EGF レセプターファミリーの 1 つ、乳がんの 20〜25%強で ER レセプター発現が亢進している。これを標的にした制がん剤が開発されたが、全乳がんに対し 4〜5%しか効かないという。

● がんは遺伝子 DNA の傷害による病気である。がん化には細胞内のがん遺伝子（c-onc）の活性化のほかに、ウイルスが持ち込んだがん遺伝子（v-onc）の活性もがん化につながるが、上記のがん抑制遺伝子が傷害を受け、その機能不全によるところが多い。

ることから、v-oncといわれる）があり、この遺伝子を細胞に入れて発現させると、がん化が起こるのである。このようながん遺伝子は、がんウイルスのある種のものに限られると思われていたところ、詳しく調べるとほとんどの正常の細胞にもこのv-oncとほとんど同じ遺伝子があることがわかってきた。こちらは細胞（cell）由来であることから、c-oncといわれている。つまり、v-oncを入れなくても（virusの感染がなくても）、c-oncを活性化すればがん化が起こるのである。

　c-oncのうち、c-H-rasといわれるがん遺伝子があるが、これはヒト膀胱がんに見出されたがん遺伝子である。DNA上の塩基（これはDNAの構成の基本要素でA、G、C、Tの4種がある）に酸素ラジカルによって塩基の置換が起こり（つまり突然変異のように）、GGCがGTCとなり、その結果12番目のグリシンがバリンに置き変わっている。その遺伝子産物のアミノ酸のバリンがグリシンになるだけで膀胱がんになるのである。しかし、普通はc-oncの発現が抑制されている限りがんにならない。何がc-oncの発現を抑えているかということで、さらに詳しく調べてみるとtumor suppressor gene（がん抑制遺伝子）というものが見出された。このうちでも$p53$という遺伝子が特によく知られた腫瘍抑制遺伝子である。そのほかに最初に発見された抑制遺伝子のRB遺伝子など9種類以上が知られている。

　この$p53$が傷害を受けるとc-oncが活性化され、がん化が進行する。DNA分子は全体的に均一な物質ではなく、化学的に傷害を受けやすいところとそうでないところとがあり、全体としては不均一で、$p53$などの遺伝子は酸化的な傷害に対しては感受性の高い部位があると考えられる。それをDNA上のホットスポットと呼んでいる。これらをまとめると、**図17**と**図18**のようになる。

　さて、肝炎ウイルスの例で示すと、このウイルスは肝細胞に入り込むが、ポリオウイルスなどのように細胞を殺すことはせず、細胞の肝代謝を抑え、変調を起こさせる。宿主の免疫系の防御細胞は、そのウイルス感染細胞とウイルスを排除するために好中球・マクロファージなど、あ

Data & Note

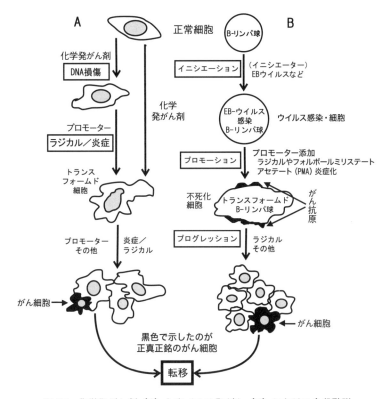

図 17　化学発がん剤（A）とウイルス発がん（B）における多段階説

化学発がん剤は必ずしもプロモーターを必要としない。プログレッション（期）を通って、正真正銘の生体（*in vivo*）においてがん（黒塗り）となる能力を獲得する。

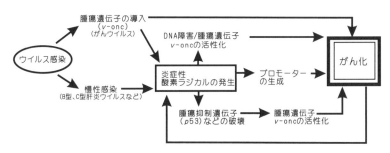

図 18　ウイルス感染によるがん化機構

酸素ラジカルの発生はここでも多面的に働くキーステップである。図 17 でも、酸素ラジカルは各ステップに関与している。ピロリ菌などの細菌の慢性感染でも同様のメカニズムでがん化する。

るいは T 細胞、NK 細胞などがその感染細胞を攻撃する。そのときに生ずるスーパーオキサイドや ·NO は、当然のことながらがん原性が高い。この感染病態はがんになるまでに数年～数十年かかる（**図 17**）。このような長期にわたる持続（的）感染、つまり慢性感染、慢性炎症がプロモーション期とプログレッション期として、生体内でのがん化に必要である。

8.2　肝炎ウイルスのキャリアーと発がん予防

かつては B 型肝炎のウイルスのキャリアー（保菌者）は北日本では人口の 1～2％、西南日本では 2～3％の西高東低であったが、今では C 型が B 型と入れ替わり 1～2％となっている。世界的にも B 型は少なくなり、C 型が蔓延しており、台湾や香港、あるいは中国ではもっと高い（10～20％）。興味あることに、モンゴルやエジプトなど途上国では、ワクチンなどの近代的予防医学の導入に伴って、B 型肝炎が蔓延し、これらのウイルスのキャリアー率は日本の 10～30 倍という。米国やヨーロッパの白人ではその率は 0.1％で、はるかに低い率である。これらのキャリアーのかなりの人が慢性肝炎となり、さらに、その 10～20％が肝がんとなる（注 p.85）。エジプトでは肝炎ウイルスに加えて寄生虫（水田からくるジストマの一種）がナイル河口周辺では蔓延し、慢性肝炎も同時に併発しており、それが肝がんとなる。

このように、肝炎ウイルスのキャリアーとなった人は肝がんになる時限爆弾を抱えているわけで、15～20 年後には肝がんになる可能性が高い。そのとき患者（肝炎ウイルスのキャリアーでみかけ上健康な人も含まれる）は医者に、どのような生活をし、注意を払うべきかと尋ねるわけであるが、尋ねられた医者のほうも確たる自信のあるアドバイスや回答を与えることが、これまでほとんどできなかった。

ところがである。1995 年、がん研究者の間で最も評価の高いアメリカ癌学会の機関誌『Cancer Research』3 月 15 日号（Vol.55, p.1301）にその答えとなるべき論文が、台湾での 8～10 年間の追跡調査研究の成果として掲載された[1]。その内容は、台湾の B 型肝炎ウイルスのキャリアーで

表13 台湾人 8,436 人の野菜消費量別の原発性肝がんの多変量・補正相対危険度解析 [1]

野菜消費頻度別 (回数 / 週)	原発性肝がん 発症例数	人数	多変量補正 相対危険度（95% CI）
全男性（コントロール）			
≧ 6	41	7,733	1.0[a]
＜ 6	9	703	2.8（1.3–5.8）
B 型肝炎（HBsAg）キャリアー			
≧ 6	25	1,010	1.0[b]
＜ 6	7	83	4.7（2.0–11.1）★
B 型肝炎（HBsAg）非キャリアー			
≧ 6	16	6,723	1.0[b]
＜ 6	2	620	1.2（0.3–5.4）

a：年齢、B 型肝炎キャリアー状態、喫煙、飲酒、肝疾患既往歴等補正済み。
b：a と同じ。ただし、B 型キャリアーの項を除く。
★：肝炎ウイルスのキャリアーで野菜を少ししか食べない人は、5 倍近く肝がんが発症する
　　といえる。

● 95% CI；Confidence intervals（95%信頼区間）：ある地域から対象を選んで調査をした時、調査で得た指標はその地域全体（母集団）のものとはイコールではない。そのため、調査で得た数値を中心に上下の幅を考える必要がある。母数団の数値が 95%の確率で存在するその範囲が 95%信頼区間である（同様の調査を 100 回とする 5 回は母集団の数値を代表しないという事象がおこる）。

● （注）一般に B 型肝炎ウイルスは輸血によって伝播するものが大半であり、輸血 / 献血前のそのウイルス抗原チェックでそのようなドナー（献血者）を除外することにより、輸血型 B 型肝炎は激減したが、依然として B 型肝炎ウイルスの感染したキャリアーは存在し、そのための抗ウイルス剤の研究は続いている。C 型肝炎ウイルスの特効薬は P.81 参照。このウイルスのキャリアーの頻度は、モンゴルやエジプトでは特に高い。

野菜の摂取が、週平均6回以上とそれ以下の人での肝がん発生率が4.7倍も異なることが明らかとなったというものである。さらにその年齢別での発生は、55歳以下の喫煙者での発生抑制が、より顕著であった。この研究はもともと野菜の有効性をレチノールとの関係で議論しているが、フラボノイドやビタミンKなど多くの野菜中の有用成分はレチノールと同様に挙動するので、血中のレチノール濃度もフラボノイドやビタミンKなどとおきかえられよう。これらのデータを**表14**、**15**に示している。

このように最近の情報として、緑色野菜はウイルス肝炎による肝がんの予防にも有用という、大変明るいニュースがあることも読者へのメッセージとしてお届けしたい。つまり、「野菜はがん予防に有効である」と断言できる言葉を、肝炎ウイルスのキャリアーの人にアドバイスできる。

さらに、より最近になってビタミンK、ビタミンD_3、あるいはレチノールの添加摂取で、慢性肝炎→肝がんへの進展が8割近くも抑えられそうだという研究もある（東大、岐阜大、佐賀医大など）。

一方、神奈川県立がんセンターの多羅尾和郎総長らの臨床研究によると、古くから用いられている漢方系のグリチルリチン（甘草）、小柴胡湯（ショウサイコトウ）などの系統的な使用で、これもキャリアーから肝がんへの移行が8割以上抑えられ、発がん頻度が1/4〜1/5になるという[2]。

同じ肝炎ウイルスによる肝がんでも、台湾や東南アジアでは日本より若年で発症し、さらにアフリカでは肝がんがすでに幼小児期に多くみられることから、肝がんは肝炎ウイルス感染に加えて第2の因子として、カビ毒のアフラトキシンなどのがん原性物質の関与が考えられている。

以上は肝炎ウイルスの慢性感染を例として示したが、ピロリ菌などの細菌の慢性感染でも同じことがいえる。

8.3　化学発がん物質

化学物質の多くは生体にとって無害であるが、かなりのものは有害である。直接DNAに作用するもの（例えば、制がん剤のアドリアマイシンやマイトマイシン、白金化合物のシスプラチンなど）もあるが、その

Data & Note

表 14 野菜摂取による血中レチノールのレベルと年齢別による原発性肝がん発生 [1]

血中 レチノール レベル （野菜摂取量）	年齢 ≦ 55				年齢 > 55			
	症例 （%） N=13	対照 （%） N=52	危険寄与 （比） OR	P	症例 （%） N=22	対照 （%） N=88	危険寄与 （比） OR	P
高	7.7	34.6	1.0		22.7	33.0	1.0	
中	30.8	40.4	3.4	0.532	27.3	30.7	1.3	0.957
低	61.5	25.0	11.1	0.038[a]	50.0	36.3	2.0	0.379

N；検査数、OR；危険寄与率、[a]；このデータは統計学的に有意である。

表 15 肝がんの危険度の比較：Ｂ型肝炎ウイルスキャリアー・非キャリアー別と低野菜食による血中レチノールレベル別による [1]

肝炎ウイルス	血中のレチノール レベル	危険寄与度比（95% CI）
非キャリアー群	高	1.0
	中	0.4（0.1–2.5）
	低	1.4（0.4–5.7）
キャリアー群	高	2.9（0.1–46.5）
	中	17.6（3.2–111.2）
	低	52.8（7.6–488.4）

● 化学物質も酸素ラジカル産生源になる。

● 遺伝子と酸素ラジカル（・OH）とが反応した証拠として最もよく知られているものに、グアニン（G）に・OH が結合した 8–OH–dG（8–ヒドロキシデオキシグアニン）がある。これは元国立がんセンターの西村暹・葛西宏博士らの研究成果である。我々はそれに加え、パーオキシナイトライトが核酸と反応し、8–ニトログアニンも高率に生じていることを証明した [5,7]。

● ラジカルの攻撃を受け易い分子は主としてベンゼン環のような環状の化学構造をもつもの、不飽和二重結合をもつものの分子上に、余分の電子［・］がついたもので、p.15 のビタミン E ラジカルや、ビタミン C ラジカルもこれにあたる [3–5]。

場合も、細胞内では酸素ラジカルや有機ラジカルを介し作用していると考えられる[3,4]。また、あるものは細胞内のチトクローム P450 という解毒酵素（前述）によって、解毒とうらはらに活性化される。鉄や銅など、あるいはヘム鉄などの金属がこれらに関与して、すでに記した過酸化物を介してラジカルが産生されることがある。

　チトクロームという酵素は、複合した酵素タンパク質より構成されている。そのうちの 1 つ、チトクローム P450 還元酵素がヘテロサイクリックアミンと呼ばれる構造をもついくつかの強力な発がん剤や一部の制がん剤などから、スーパーオキサイドや NO を生成することを我々は見出した[3-5]。つまり、ヘテロサイクリックアミンは、P450 によって活性化されて反応性が高くなり、DNA を直接的に修飾・傷害してその機能を変化させ、あるいは変異させるばかりでなく、ヘテロサイクリックアミンやその他の化学物質の細胞内侵入に伴って生じたスーパーオキサイドや NO によっても、DNA の遺伝子としての機能を間接的に変調させるのである。前述のように、スーパーオキサイドは生体系では容易に、より反応性の高いヒドロキシラジカル（・OH）に変換される。さらにまた、化学発がん剤は iNOS を誘導して NO 生成を高め、これも発がんに寄与している（京都府医大・徳田春邦博士ら[6]）。これらの反応性分子、とくに ONOO⁻ により、DNA のニトロ化や切断がおこり、DNA 変異によりがん化を起こすことがわかっている[7]。このとき DNA 上のがん抑制遺伝子 *p*53 などが傷害を受けることで、がん化がより決定的になる。

8.4　放　射　線

　放射線の場合は、とくにガス状（分子状）の酸素に当たった場合にいわゆる一重項酸素が生じ、これがまたヒドロキシラジカルやスーパーオキサイド等に変わっていく。水に放射線が当たるとヒドロキシラジカルになる（**図 7A**、p.25）。つまりこれら放射線はいずれも酸素ラジカル、特に ・OH ラジカルやスーパーオキサイド生成の原因になるのである。これらが DNA や RNA に作用して、核酸（DNA/RNA）である遺伝子を

Data & Note

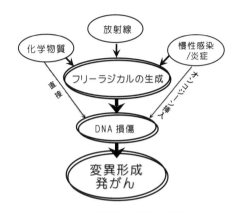

図 19　発がんの三位一体説

化学物質、放射線、感染／炎症という、もともと全く異なる性状のものががんに至る共通点として、フリーラジカルの生成と DNA 損傷がある。

● 低線量の放射線照射は、放射能による DNA や酵素たん白、その他の細胞傷害作用あるいは、殺細胞とか変異細胞の形成を生ずるよりも、逆に細胞に抗酸化力を付与し、正常な細胞の分裂を促進する。鳥取の三朝温泉や秋田の玉川温泉は放射性ガスのラドンガスが空中に放散されており、その温泉浴で低い放射能を浴びて、元気になるという。この生理作用をホルミシス効果という。

● 肝炎ウイルスで肝がんになる。その予防には野菜の摂取がよい（表 13〜15 参照）。

● 放射線照射によって効率的に酸素ラジカルが生ずる。放射能の有害性の大半は酸素ラジカルである。

● これらの原因によるがん予防にも、ラジカル中和物質を多く含む食品を摂ることが大切である。

● 発がん剤には、発がんのときに生体内で iNOS の誘導を介して NO の生成によるものもあることを京都府立医大の西野教授、徳田博士らは報告している[6]。

変化させてしまう（例えば文献 7）。当然、放射線量が強いことは殺細胞（殺菌）効果を示すが、それ以下では突然変異を起こしたり、がん化を起こすといえる。

　放射線による発がんのうち、最も多いのは白血病やリンパ腫であるが、ヨードが取り込まれる臓器の甲状腺は、放射性ヨード（^{125}I、^{131}I）にさらされることにより甲状腺腫を発生し、問題である。ヨードは水にも溶けるが、ガス状で大気中に拡散するので肺がんにもなる。これに関するチェルノブイリの原発事故の記憶はまだ新しい。前述したように、皮膚がんはとくに皮膚表面に照射される紫外線との間に因果関係があることはよくいわれている（15 章参照）。

　以上、いずれの発がんにおいても、共通項として酸素ラジカルが発がんの原因として最重要の Key をにぎっている（**図 19**）。もちろん、それが遺伝子を標的としているという点も共通である。重金属やアスベストの関与する腫瘍も、ラジカルによるのである。これらラジカルは遺伝子 DNA に傷を与えて、それが細胞の変異やがんのイニシエーションとなっているのである。我われ以外に、この流れの発がん研究に三重大川西教授や鳥取大岡田教授の研究はもっと注目されてよい [8-10]。もう一歩ふみ込んでがん予防を考えると、だからこそラジカル中和物質を多く含む食品を摂ることが大切だということになる。それには野菜、いも類、豆類、それにお茶類がよいということになる。また、紫外線に対して日焼け止めクリームや日傘は有益といえる。

文　献

1) Yu M-W *et al.*, Cancer Res 55, 1301–1305 (1995)
2) Tarao K *et al.*, Cancer Epidemiol Biomarkers Prev 14, 164–169 (2005)
3) Sato K *et al.*, Biochem Biophys Res Commun 205, 1716–1723 (1994)
4) Maeda H *et al.*, Cancer Lett 143, 117–121 (1999)
5) Sawa T *et al.*, Biochem Biophys Res Commun 311, 300–306 (2003)
6) Nishino H *et al.*, BioFactors 22, 57–61 (2004)
7) Kuchida M *et al.*, Cancer Lett 196, 169–177 (2003)
8) F. Okada, *et al.*, Br. J. Cancer 79, 377–385 (1999)
9) F. Okada, *et al.*, Nitric Oxide 14, 122–129 (2006)
10) N. Ma *et al.*, Int. J. Cancer 122, 2517–2525 (2008)

● 肉の焼け焦げなどに生ずる発がん物質であるヘテロサイクリックアミンも、NO 合成酵素やチトクローム P450 と関連酵素により、スーパーオキサイド（ROS）を生成することを我々は証明した[4]。これは図 19 の「三位一体説」を支持するものである。

● 炎症で生ずるニトログアノシンからも上と同様に ROS を生成する。DNA 鎖の切断も起す。

● パーオキシナイトライトも炎症を誘発し、iNOS を誘導し発がん性がある。もちろん DNA のグアニンのニトロ化はその代表メカニズムである。

一口メモ：ヒト固型がんにおける遺伝子変異の超多様性

　2006 年 10 月 13 日号の米国『Science』誌にジョンズホプキンス大学グループから注目すべき論文が発表された。ヒトの大腸がん 11 症例と乳がん 11 症例について、それぞれのがんにおける合計 13,023 の遺伝子の変異を最先端の DNA 変異検出方法で検討した結果、全員に共通の普遍的な DNA 上の変異はほとんどなく、一言でいえば、ほとんどランダムな変異であったという。1 腫瘍当たり平均 90 箇所の遺伝子が変異していたという。さらに 198 遺伝子について詳しく解析した結果、この研究によれば、1 腫瘍当たり平均 11 個の変異があったという。詳細はともかく、腫瘍部では変異だらけになっているということは、ある特定の症例をもとに普遍的な DNA の変異部位の分子をねらっても、他の腫瘍では全く無関係であるということである。そのような方向の遺伝子変異による、タンパク質を標的としてねらった制がん剤開発は意味がないといえる。

　(1)　Sjöblom T *et al.*, Science 314, 268–274 (2006)

　(2)　Beckman M, J Nat Cancer Inst 98, 1758–1759 (2006)

　(3)　Chng WJ *et al.*, Science 315, 762–764 (2007)

9. がん化の多段階説

　病理学的にがんという状態は、がん細胞が集団として１つの塊となっている組織の状態でもある。もちろん、がん性腹水やがん性胸水中に浮遊している自由細胞のがん細胞や、血液のがんともいえる白血病の例もあるが、ある空間内に集団的に多くのがん細胞が高濃度に存在しているものであるともいえる。

9.1　がんは一気にならない

　がん細胞が１個や 10 個あっても病態を示す「がん」としての状態にならないし、死ぬことはない。しかし多くの場合、生体では 10 個のがん細胞は何カ月、あるいは何年かすればたちまち立派ながんとなるであろう。その間、ヒトの免疫監視機構がそれを発見して殺してしまえば、ことは大事に至らないのであるが、年とともにその免疫力が衰えてくると、それらは普通最も早くて１〜３日で、遅い場合は数カ月で２倍になるほどの速さで増えてくる。がん細胞の数が１億〜10 億個も集まると肉眼的に認識できる大きさになる。がんが直径 2〜3mm になると、旺盛な増殖を支援するために新しい血管が必要となる。そこから栄養や酸素を供給するためである。この血管新生が起こることによって、固型腫瘍は単位重量当たりの血管密度が高くなる。このような腫瘍塊が成立するとがん細胞はまた、その発生した場所にのみじっととどまることはなく、転移といって他臓器まで飛んでいく。その飛び方は２種類あって、１つは血流（液）という高速道路に乗って移動する血行性転移と呼ばれるものと、もう１つはリンパ流というリンパ管内の緩やかな流れに乗って裏街道をゆっくりと流れていくリンパ行性転移で、ところどころの宿場町のリンパ節で根をおろし、そこで増えるとリンパ節転移となる。

　さて、問題のがん細胞のもともとの親は宿主本人の細胞である。そ

● がん細胞が胸水、腹水、脳脊髄液（CSF）中に毬藻状にクラスター状のかたまりで浮遊
　しているものをスフェロイド（Spheroid）細胞という。この状態の多くは末期がんで抗
　がん剤は効き難い。

● がん細胞はもともと普通の正常細胞が段階を追って進化(分化)し、がん細胞となり異
　常増殖をする。

● 固型がんの旺盛な増殖を支えるために、新しい血管造成ががん組織では盛んになる。そ
　の血管を腫瘍新生血管という。直径 2 mm 以上のがん細胞の塊になるとこの血管新生が
　盛んになることをハーバード大学の Folkman 教授が明らかにした（p.49 の *Data&Note*
　も参照のこと）。

● 転移には 2 系統ある：血流によるもの［血行性転移］。リンパ流によるもの［リンパ行
　性転移］。

● がん細胞のもともとの親は、宿主本人の細胞である。これが長いプロセスを経て正真正
　銘のがん細胞になる。

れが一気に転移を起こしたり、悪性の性分を獲得していくのではなくて、長いプロセスを経て正真正銘のがん細胞になってくる。それをがんの「多段階発がん」という（**図17、18**、p.83、**図44**、p.149 参照）。つまり、多くの細菌やウイルスによる感染症のように急性には襲ってこないし、免疫学上の認識においてがんは、多くの場合、表面上は患者本人の顔をしているので体外から侵入してきた細菌やウイルスとは異なり生体の防御（免疫）監視機構によって異物（外敵）として排除されにくい。このがんに対する薬剤（抗がん剤）も、現在のところがんのみ選択的に作用するものはほとんどない。

さて、がん化の過程は次のように分けて考えられている。

［第一段階：イニシエーション］

この段階は、次に記すトランスフォーメーションの始まりである。これは腫瘍ウイルスの感染や、発がん剤処理によってもスタートする。DNA の傷害もこれである。感染や炎症で生じる酸素ラジカル（ROS）や窒素ラジカル（RNS）も、ここに作用する（**図17〜19、44** 参照）。

［第二段階：プロモーション］

この段階を経てトランスフォーメーションは成立する。トランスフォーメーションとは、試験管内のがん化とも呼べる状態であり、細胞は一見がん細胞に変身した状態となっており、この状態では細胞は不死性を獲得する。

不死性（化）とはあまり耳馴れない言葉である。一般に正常の細胞には寿命があるといわれている（ヘイフリック〈Hayflick〉の理論）。すなわち、同じ皮膚や肺臓の細胞を取ってきて培養した場合、赤ん坊の細胞の寿命は老人のそれより長い。それは個体の余命と同じで、ヒトの赤ん坊の正常の線維細胞は新しい試験管に移植し分裂すると、どの細胞もほぼ約50代で寿命となる。老人の細胞では数代から十数代くらいまでしか生きられない。ところが、それがトランスフォーメーションによって変身すると何代でも増えることができるようになる。不死化である。さらにこの変身した細胞は、増殖に抑制がきかなくなり、正常の細胞が

● 発がんの多段階説（図 17、p.83、図 44、p.149 参照）
　・　第一段階　イニシエーション
　・　第二段階　プロモーション
　・　第三段階　プログレッション

● 過酸化脂質ラジカルもプロモーションやプログレッションを引き起こし、炎症誘発因子としてこれに加担する。

● がんに特異的な標的分子に効く抗がん剤として、イマニティブ（グリベック®）は、慢性骨髄性白血病に、ハーセプチン®（トランスツマブ）は乳がんに有効であるが、経過の長い前者では使用後 6～12ヵ月で大半が耐性になる。またハーセプチンの場合は、前述のように、全乳がんのわずか 4～5％にのみ有効である。

一口メモ：遺伝子傷害とがん

イニシエーションに始まるがん化の過程において、プログレッションのステップでも多くの要因に支配されている。そのうち遺伝子傷害においてはがん抑制遺伝子などの消失、トランスフォームされた細胞周辺への白血球（マクロファージや好中球）の浸潤、DNA メチル化の減少、ヒストンアセチル化、がん遺伝子 ras の活性化など、際限がない事象を伴っている。また、標的細胞の染色体上の DNA 傷害以外にエピジェネティックと呼ばれる、周辺の緊急事態も起こる。

一重の膜状（単層）にしか増えないのに比べ、トランスフォームしたものは、何重にも折り重なって（多層になって）増えることができる。つまり、細胞増殖の制御がきかなくなり、がんとしての色々な様相を示しはじめる。

　この段階ではまだまだがんではなく、普通の生体内にある免疫監視細胞（機構）に見つかると、免疫系の細胞であるリンパ球（T細胞やNK細胞）に殺されてしまい、がんにまで成長しない。しかしながら、トランスフォームしただけのがん細胞は免疫力の弱いヌードマウス（細胞性免疫力の主役のT細胞が遺伝的に欠損しているマウス）ではがんにまでなることができる。

　[第三段階：プログレッション]

　生体内では、このようなトランスフォーム（変身）した細胞が何回もくり返し分裂増殖している間に、さらに突然変異的に生じた細胞ができ、それが、生体内の免疫をのがれ、かつ増殖能をもってくる。このときもDNAの傷害が関与する。この段階がプログレッションといわれる過程である（**図17**、p.83、**図44**、p.149）。*In vivo*（生体内）の環境の場、例えば炎症状態にあるということが重要性をもつのはこのときである。

　さて、第一段階は化学物質（化学発がん剤）、あるいはウイルスや放射性のいずれでも起こる（つまり酸素ラジカルなどによって起こる）が、二段階のプロモーションにもラジカルが関与することがわかってきた。前に述べたヒトに感染するEBウイルスというがんウイルスによって、ヒトのBリンパ球のトランスフォーメーションを試験管内で測定することができるが、このとき前述のフォルボールミリステートアセテート（PMA）というクロトン油の成分で炎症を起こす作用をもつものを、1～10億分の1程度に希釈して培地に加えるだけでプロモーター作用が発現してくる。つまり、PMAは最も有力なプロモーターの1つであり、もちろん炎症誘発剤でもある（p.46～48参照）。

　このようなPMAを加えた実験モデルを用いてがん予防物質をどうやって探索するかが興味のあるところである。そこでこのプロモーター

Data & Note

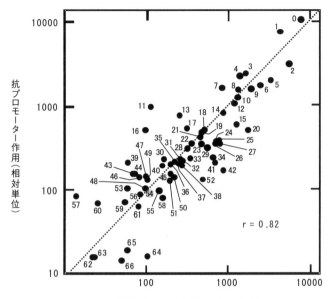

抗脂質パーオキシラジカル活性<IPox50>

図20 野菜類の沸騰水5分抽出物（スープ）の抗プロモーター作用と
抗脂質パーオキサイドラジカル活性の相関関係 [4]
（IP$_{OX50}$ はパーオキシラジカルを50%抑制する強さ）。r = 0.82 は両者
間には統計学的に十分信頼できる因果関係にあることを示している。

0. よもぎ	17. 京菜	34. 梅	51. とらまめ
1. ちさ	18. しゅんぎく	35. さといも	52. 小松菜
2. 青しそ	19. 大豆	36. いんげん	53. しめじ
3. 黒豆	20. にら	37. じゃがいも	54. えのき
4. 人参葉	21. さやいんげん	38. とうがらし（緑）	55. 玉ねぎ（ペコロス）
5. 小豆	22. ほうれんそう	39. 人参（根）	56. 竹の子
6. 緑豆	23. なす	40. ししとう	57. かぼちゃ
7. 大根葉	24. キャベツ外葉（緑）	41. 広島菜	58. 中国菜・パクチョイ
8. ししとう（葉）	25. れんこん	42. さつまいも	59. 玉ねぎ
9. みつば	26. からし菜	43. ピーマン（緑）	60. キャベツ（内側）
10. わらび	27. レタス	44. ピーマン（赤）	61. しいたけ
11. カリフラワー	28. セロリ	45. アスパラガス	62. 大根（根）
12. ごぼう（根）	29. 葉レタス	46. グリンピース（実）	63. 長ねぎ（白）
13. パセリ	30. ブロッコリー	47. きぬさや	64. トマト（1）桃太郎
14. 二十日大根（葉）	31. 二十日大根（根）	48. マスター・いんげん	65. トマト（2）甘福
15. せり	32. みぶな	49. チャイブ	66. トマト（3）プチ
16. しょうが（根）	33. 山東菜	50. 赤たまねぎ	トマト

によって、細胞がトランスフォームする試験管の実験系に食品の抽出成分を入れて、トランスフォーメーションが抑えられるかどうかを検討すればよいわけである。好ましくは動物を用いた発がん実験によるべきであるが、試料（検体）数と色々な濃度で調べるには、まずはこの試験管内で実験するのが最もやりやすい方法である。

　そのときリピッドラジカル（脂肪のアルキルパーオキシラジカル）に対する中和物質を多く加えるほど、このトランスフォーメーションを抑えることができることがわかってきた（**図 20**）。このトランスフォーメーション抑制の強さとリピッドラジカル中和能の間に大変信頼すべき有意の関係、つまり因果関係があることがわかったのである（**図 20**）。

9.2　がん予防に野菜スープ

　この実験結果の面白いことは、一般に緑色の濃い野菜ほどこのラジカル中和能が強く、生よりもスープのほうがはるかによいということである。このことに関しては、すでに**図 2**（p.15）、**図 4**（p.17）、**図 5**（p.19）に記した。

　また、同じ白菜やキャベツでも内側の白い部分よりも外側の緑が濃いところがはるかによい。また、ハウスものよりも、紫外線をよく受けた露地ものがよい。大根やニンジンは根より葉のほうが 50 倍も 100 倍もよいことである。また、多くの豆類のうちでも黒豆、小豆、緑豆、大豆（豆の四天王）がとくに高い値を示す。そのうち有色の小豆、黒豆が最も強く、ついで緑豆、大豆の順である（**図 30**、p.119）。豆類と同じく、ごま、ナタネ、ナッツなどいわゆる種子類は、子孫を残すために DNAとそれを育てるための栄養素がビッシリ詰まった命の本体のようなものであるが、それを酸素や光で損傷しないように強力な防御成分が含まれていることは当然といえば当然であろう（11 章参照）。

　根菜では、蓮根、里芋、さつまいも、じゃがいもなど一般に褐変するものがよい。これらはラジカル中和以外に、セルロース・ヘミセルロースの含量も当然高く、それなりの別の有用性が考えられる。これに対し

● リピッドラジカル中和能力をもつ各種植物成分によって、トランスフォーメーションの抑制ができる。

● このラジカル中和能力は緑色の強い野菜ほど強く、生よりスープのほうがはるかに強い。

● 白菜やキャベツも内側の白いところより外側の緑の濃いところのほうがよい。

● ハウスものより露地ものがよい。

● 大根やニンジンは、根よりも葉のほうが 50 倍も 100 倍もよい。

● 豆類のうちでも黒豆、小豆、緑豆、大豆 (豆の四天王) がよい。根菜では、蓮根、里芋、さつまいも、じゃがいも等、一般に褐変するものがよく、大根・ニンジンの根の部分はたいしたことはない。

● これらのラジカル中和物質はプロモーションやイニシエーションの予防、抑制には有効と考えられるが、一度プログレッションが完了した正真正銘のがん細胞に対しては無効と考えられる（図 44、p.149 参照）。

● ヒドロキシラジカルによる DNA 中のグアニンの修飾は、グアニン＋・OH →中間体として［8–ヒドロキシグアニンラジカル］が生成し、酸化的状況では 8–ヒドロキシグアニン（8–OHG）(突然変異的傷害) となる。また還元的には、グアニンのプリン環が破れ開いたものが生成され、DNA 合成が止まる。これは DNA 修復酵素で除去できる。しかし、そのとき誤った修復になると変異となる。パーオキシナイトライトによるグアニンのニトロ化（8–ニトログアニンの生成）、DNA の酸化的切断も重要である。パーオキシナイトライトは分解の仕方で ・OH となり、8–OHG の生成にも寄与する（p.101 **一口メモ**の文献 (12)(13) 参照）。

● 8–ヒドロキシグアニン（8–OHG）は 8–オキソグアニン（8–OXG）と同じ。

て、これら根菜類の葉の部分のラジカル中和活性も大変高いので、根はともかく、葉の利用も考えるべきであろう。

　これらのラジカル中和物質は、イニシエーションやプロモーションの予防、抑制には有効と考えられるが、一度プログレッションが完了した正真正銘のがん細胞に対しては無効と考えられる（つまり治療効果はない）。

　発がんの多段階説は一部の実験事実、特にPMAを用いた実験をもとに構築された理論であるが、多くの化学発がん剤はイニシエーターでもあり、プロモーターでもある。脂質ラジカルもDNAにも作用（切断）するし、同時にプロモーター作用をもつようである。つまり、各段階はそれほどすっきりとは分けられない。

　野菜スープなどのラジカルスカベンジャーは、ラジカル分子がイニシエーションにもプロモーションにも抑制的に働くことから、この3つの段階に対して有効であると考えられる。

　脂質パーオキサイドラジカルによるDNA切断は、すでに記した多くのフラボノイド類化合物に加えて、ラジカルスカベンジャーの優等生であるトコフェロールのほか、多くの植物に含まれているカフェー酸、シナモン、シナミック酸、ヴァニリン、ヴァニリン酸、没食子酸、クロロフィル類、プロトカテキン酸、リグニン、さらに前述したキャノロール等その他多数の化合物で抑制される。

　このような発がん過程で、酸素ラジカルやパーオキシナイトライトが生体内（*in vivo*）においてもDNAに傷害を与えている証拠は、元国立がんセンター研究所の西村暹（現筑波大学客員教授）・葛西宏（現産業医大）両博士らの研究で明らかになったことはすでに記した[6-8]。すなわちこのようなDNA傷害の証拠は放射線はもちろんヘテロサイクリックアミンのような化学発がん剤投与でも、DNAを構成しているデオキシグアニンの分解物（・OHラジカルとの反応産物）の8-ヒドロキシデオキシグアニン（8-OHG）などが、がん組織や発がん剤を処置したマウス等の尿からも有意に高く検出されていることである。より最

一口メモ：感染による発がん

我々（前田ら）は感染／炎症→ラジカル→ DNA 損傷→変異→発がんに至る感染による発がんを長年提唱している。その根拠になる論文の一部を次に示す。

（1）T. Oda *et al.*, Science (1989) 244, 974–976, （2）T. Akaike *et al.*, J Clin Invest (1990) 85, 739–745, （3）H. Maeda and T. Akaike., Nitric oxide and oxygen radicals in infection, inflammation, and cancer. Biochemistry (Moscow) (1998) 63, 854–865, (Translated from Biokhimiya 63, 7, 1007-1019) 同じく，（4）H. Maeda *et al.*, In Nitric Oxide in Allograft Rejection and Antitumor Responses (eds. S.J. Lukiewicz and J.L. Zweier), Kluwer Academic Pub, Norwell (1998) 277–294, （5）T. Sawa *et al.*, Cancer Epidemiology, Biomarkers & Prevention (1998) 7, 1007–1012, （6）S. Fujii *et al.*, Virology (1999) 256, 203–212, （7）H. Maeda *et al.*, Cancer Letters, (1999) 143, 117–121 （8）H. Kuwahara *et al.*, Infect Immun, (2000) 68, 4378–4383, （9）T. Akaike *et al.*, PNAS (2003) 100, 685–690, （10）T. Akaike *et al.*, FASEB J (2004) 14, 1447–1454, （11）J. Yoshitake *et al.*, J Virol (2004) 78, 8709–8719, （12）H. Kuwahara *et al.*, J Agric Fd Chem, (2004) 52, 4380–4387, （13）T. Sawa *et al.*, Biochem Biophys Res Comm, (2003) 311, 300–306, （14）前田浩、第 3 章 感染と慢性炎症とがん：3-1 炎症と慢性感染症と発がん─発がんの共通因子としての内因性ラジカル、「がん予防の最前線（下）」（田島和雄監修）、昭和堂 (2007) p.112–122

同様のコンテクストで、S. Kawanishi（三重大学）、M. Kawanishi（京都大学）らは上咽頭がん（NPC）の発生原因を精査したところ、EB ウイルスの慢性感染／炎症 → サイトカイン（IL-6、TNF-α、IFN-α、IFN κ B、STAT-3）の誘導 → NO ／活性酸素／ONOO⁻ → DNA ／細胞損傷（8−ニトログアノシン／8−OX−G）→がん化に至る data を報告している。（15）N. Ma, S. Kawanishi, *et al.*, Int. J. Cancer (2008) 122, 2517–2525, （16）S. Kawanishi *et al.*, Int. J. Mol. Sci. (2017) 18, 1808; doi:10.3390/ijms18081808

2000 年代になって、感染／炎症から発がんに至るとの考え方は市民権をほぼ得たといえる。例えば、文献（16）L. Cousens and Z. Werb, Nature (2002) 420, 19–26, （17）F. Balkwill and A. Mantovani, Lancet (2001) 357, 539–545.

わが国でも、鳥取大学（医）岡田太教授らは、北大小林名誉教授との共同研究の延長上の研究であるが、マウスの皮下に異物のプラスチックの小片を埋め込んだところに、本来それ自体ではがん化しないがん細胞を移植すると立派ながんになることを示し、炎症という状態ががん発生に与える役割の重要性を指摘している。（18）F. Okada *et al.*, Br J Cancer (1999) 79, 377–385, （19）F. Okada *et al.*, Nitric Oxide (2006) 14, 122–129, （20）F. Okada *et al.*, Lab Invest (2000) 80, 1617–1628, 他。

近、1990 年代の終わりに、我々が見出した研究成果の1つに、感染の炎症部位では 8-OHG に加えて 8-ニトログアニン（8-NG）が高率に生じることがある[1-3]。さらに、この 8-NG は、NO 合成酵素やチトクローム P450 還元酵素によって $O_2^{\cdot-}$ を生成することがわかり、その $O_2^{\cdot-}$ によりさらに加速的増殖的に DNA やタンパクの傷害が起こることがわかった[3, 10]。

文　献

1) Akaike T *et al.*, Proc Natl Acad Sci USA 93, 2448–2453 (1996)
2) Akaike T *et al.*, FASEB J 14, 1447–1454 (2000)
3) Sawa T *et al.*, Biochem Biophys Res Commun 311, 300–306 (2003)
4) Maeda H *et al.*, Jpn J Cancer Res 63, 923–928 (1992)
5) Inano H *et al.*, Carcicinogenesis 21, 1836–1841（2000）
6) Kasai H, Nishimura S, Environ Health Perspect. 67, 111–116 (1986)
7) Kasai H *et al.*, Carcinogenesis 7, 1849–1851 (1986)
8) Kasai H *et al.*, Cancer Res. 49, 2603–2605 (1989)
9) Sato K *et al.*, Biochem. Biophys. Res. Comm. 205, 1716–1723 (1994)

Data & Note

● 多くの化学発がん剤はイニシエーターであり、プロモーターであり、これらの段階に分けられない。

一口メモ：クルクミン（ターメリック）〜カレー食のすすめ〜

ターメリックは、わが国の重要香辛料であるカレー粉の成分であり、その主要成分がクルクミンと呼ばれ、黄色色素である。これはインドをはじめ、タイやマレーシアその他の南方諸国を中心に、広く世界で用いられている。ターメリックは秋ウコンの根を乾燥・粉末化したもので、沖縄ではウコン茶としても賞用されている。名古屋大学の大沢俊彦教授を中心にクルクミンの多面的な研究が行われている。クルクミンを経口摂取すると腸上皮細胞でそれが還元され、血中では大半がテトラヒドロクルクミンになる。両者は強い抗酸化力を有し、各種の発がんを抑制するほか、抗炎症作用、第2相酵素の誘導などがあり、また白内障の予防など極めて有用な食品成分である。また、EB ウイルスを用いた試験管内がん化も抑える[5]。

10. 大腸発がんと高脂質・高鉄分摂取との高い相関関係

——鉄分添加食の新たな問題——

　過去半世紀の膨大な疫学調査のデータから、高脂質食に腸がんや乳がんの発生頻度が有意に高く、なおかつ赤身肉を多食する人ではさらにその頻度が有意に高いことがわかってきた（**図21**）。また、生体に対する高鉄分の負荷は、腫瘍その他種々の疾患の原因になることが知られている。アフリカのジンバブエのバンツー族は、鉄製の釜で発酵させたビール様飲料を飲むことで知られているが、この場合は発酵の過程でできる飲料の pH が酸性となり、鉄製の釜から多量に溶出する鉄が微生物の産生するシデロフォアという化合物と結合し、腸管での吸収効率が高まり鉄過剰摂取になるといわれている。その結果、彼らの間で高頻度に発生する造血系疾患、肝疾患、各種腫瘍などは鉄の過剰摂取によると考えられている。

　さらに、カリフォルニア大学とインドネシア大学の小児科がインドネシアで行った乳幼児に対する鉄分添加食の実験結果の評価によって、成長（体重、腕周囲等）においては鉄非添加群のほうが生後4週以降では、成長が優位となっている[1]（**図22**）。つまり、鉄分の過剰摂取は成長にはよくないとする結果といえるが、一方、罹患率では鉄分非添加群のほうが2倍ほど高く、鉄添加群のほうが感染に対する抵抗力が強くなると考えられる点では、鉄の有害性とは裏腹の関係にあるようである（**図23**）。

　いずれにしろ前章で示したように、不飽和脂質の酸化物である過酸化脂質（リピッドヒドロパーオキシド）とヘム鉄、あるいはその他の鉄分が接触することによって生ずる脂質ラジカルが、発がんの3つのステップ（イニシエーション、プロモーション、プログレッション）のいずれ

● 高脂質食を多く食べる人に腸がんの発生頻度が高く、赤身肉の多食ではさらに頻度が高くなる。

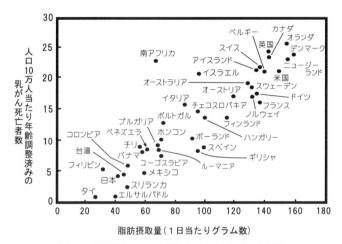

図21 脂肪摂取量と乳がんによる死亡者数の相関

脂肪摂取量はその国の全人口による全摂取量を国民総人口で割って算出。ただし、廃棄物および動物の消費分は除外（Cohen LA, Scientific American, 1987 年 11 月号 , p.44 より）。

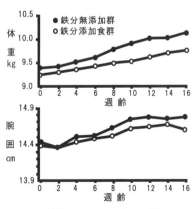

図22 新生児に対する鉄分過剰投与の
体重と腕囲に対する影響 [1]

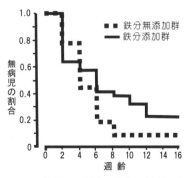

図23 新生児に対する鉄分過剰添加群
と無添加群の無病児の割合 [1]

にも深く関わっていると考えられる。一方、直腸がん、結腸がんを含む大腸がんは、Ｓ状結腸を中心に発生するが、これは主として糞便が長時間停滞する局所であることと符合する。すなわち、高脂質食によって生ずる糞便中の過酸化脂質（アルキルヒドロキシパーオキサイド）が、赤身の肉に含まれるヘム（ポルフィリン）鉄と反応し、生物活性が強く、かつ長寿命型ラジカルであるリピッド・パーオキシラジカルの生成が考えられる。このリピッドラジカルそのものが腫瘍のプロモーターとなる可能性が高いことは、9章で述べた私達の研究からも頷ける。

　鉄分と脂質は腸がん（**図 24**）だけでなく、肝がん、乳がんや肺がんなどの発生頻度とも強い関係があるといわれている。3,278 人を対象としたアメリカでの調査で、血液中の鉄と超低比重リポタンパクコレステロール（VLDL-C）の濃度が高いほどがんによる死亡が多かったことが報告されている[2]。

　近年の加工食品において、日本ではまだまだ鉄添加食品や鉄添加の牛乳も多くみられ、甚だしい例では鉄入りドリンク剤まで出現している（これはどうやら最近市場から消えたようであるが）。これに対し、**図 25** のように米国では減鉄やファット・フリー、コレステロール・フリー（脂肪なし、コレステロールなし）をセールスポイントとした加工食品が多数みられる。減鉄食品の出現は、40 年前の鉄添加食品とは大きな様変わりであり、日本とは大変違っている。

　もちろん、女性で毎月の生理時の出血で鉄分を相当失っている人などは、ほどほどの補給が必要といえる。このとき、いわゆる生体利用性（bioavailability）からいうと吸収率は肝臓や赤身の肉のほうが、ホウレン草その他の植物性の鉄分よりも 10 倍以上高く、利用効率がよいので、鉄分は動物性食品で摂るのが一番である。ドリンク剤に入っているようなクエン酸鉄などはもちろんのこと、ホウレン草などに含まれる鉄分の吸収効率は低い。そのため、上に述べた腸管内を通過するときに過酸化脂質との反応がより高率に進行する。これはまた、先のインドネシアでの研究のように、腸管内の上皮細胞の傷害により吸収を阻害し、ひいて

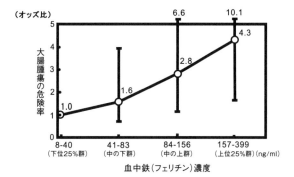

図24 ヒト血中の鉄分相当の指標としてフェリチンを用い、その濃度と
大腸腫瘍（内視鏡による）発生・検出頻度の関係[3]

14,000名の成人男女について5〜8年にわたる研究（年齢、性別、飲酒、喫煙、
ポリープおよび腫瘍の家族歴、人種差補正済み）。

● 鉄分摂取に対する日米の考え方の大きな差は、日本の鉄入りドリンク剤の販売と米国の
減鉄食品販売とではっきりしている。

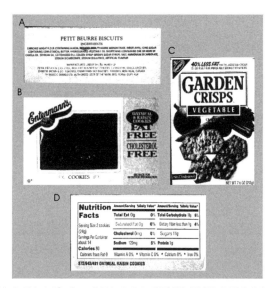

図25 米国およびカナダの加工食品にみられる減鉄に配慮した進歩的加工食品の一例

(A) 減鉄クラッカー（クリスト・ブラウン社）、(B) 無脂肪・無コレステロールのオートミール・
レーズンクッキー、(C) 40%減脂質・野菜入りクラッカー（以上、B、C はナビスコ社）。(D)
B の箱の栄養成分表：全脂質 0g、飽和脂肪 0g、コレステロール 0mg、食塩 120mg、鉄分
0%、ビタミン A 0%、ビタミン C 0%、カルシウム 0%、糖分 11g、タンパク質 1.0g、炭水
化物 18g、食物繊維 1.0g、カロリー80 キロカロリー。

は栄養素の吸収抑制となったり、がん化の要因になると考えられる。

　著者は、鉄をはじめとする微量重金属の有用性をもちろん否定しないが、過剰摂取の健康への影響を懸念している。お茶、その他タンニンやポリフェノール類、ペクチン様物質等は鉄などの金属と結合（キレート）し、生体での利用を阻害することが知られている。なお、お茶等植物のタンニンなどポリフェノール成分は腸管からあまり吸収されないといわれている。タンニン成分などが血中から他臓器に運ばれ、有用な健康増進作用を発現するというのは多分に誤った推測であろう。現在では、ポリフェノールやタンニンなどの抗ラジカル活性とは別の、鉄などの金属を除去することによりフェントン反応（類似のハーバー・ワイス反応も）を抑制することに伴うラジカル生成の抑制と考えるほうが、より正しい事実の解釈であるとも思われる。いずれにしても腸管内ではお茶、野菜その他植物食品のポリフェノールやペクチン様物質、さらにはリン酸化合物のフィチン酸（コメに含まれる）などが、体内の遊離鉄等の金属イオンを減少させている可能性についての研究や議論は意味があることであろう。

　我々の実験で、マウスに発がん剤を経口投与した群と、それに鉄をヘモグロビンとして過剰に投与した群でみると、**図24**のように鉄投与群は有意に発がん率が高かった。ところが、アフリカ産のルイボスティーという抗脂質ラジカル活性の強いお茶があるが、それを飲ませた群では、脂質や鉄分が多くても、普通食の対照レベルまで発がんを抑えるように思われる（**図25、26**）。

　北海道大学旧がん研究所の故武市教授らの実験で、先天的に高率に肝がんになるマウスで、LECマウスという突然変異マウスが発見されたが、その肝がん発症の機構は、肝に異常に蓄積する鉄や銅が原因と考えられている。それらの金属は酸素ラジカルやリピッドラジカルの発生源になっているためだと著者は考えている。事実、そのラジカルを抑制するような物質や金属のキレート（捕捉）剤を投与すると、このマウスでの発がんを抑えるのである。このことから、上述したポリフェノール類

● コメの中にはフィチン酸といわれる成分があり、これは鉄をキレート（捕捉）し排泄するので、鉄を生理的に利用しにくくしていると考えられる。

● 生体に対する高鉄分の問題点は、腫瘍その他種々の疾患の原因になる。

● 過酸化脂質とヘム鉄、あるいはその他の鉄分が接触することで生ずる脂質ラジカルが、発がんの3つのステップ（イニシエーション、プロモーション、プログレッション）のいずれにも深く関わっている。

● 大腸がんはS状結腸を中心に発生するが、これは糞便が長時間停滞する局所であって、糞便の過酸化脂質が赤身の肉に含まれるヘム鉄とここで長時間反応すると、発がんのおそれがあると考えられる。

● 脂質代謝に関わる CD36 遺伝子の A52C という多型をもつ人たち（日本人に多い）で、獣肉摂取量が多くなると大腸がんのリスクがより高くなるようである[5]。

● 哺乳類は鉄の排泄機構をもたない。鉄は一種の危険物質であり、体内へは過剰に取り込まないように吸収の段階でコントロールされる。まず、必要以上の鉄は腸粘膜の吸収細胞で数日保持され、寿命がきた細胞と共にそのまま排泄される[6]。しかし、何らかの代謝上の問題があり、鉄が過剰に肝臓などに蓄積する場合がある。

● 鉄は一種の危険物質であり、体の中では多くが鉄そのものの状態ではなく、トランスフェリン（2分子の鉄と結合）、フェリチン（1分子に最大 4,500 個の鉄と結合）といったタンパク質と結合しており、この状態ではフリーラジカルの産生に関与しない。しかし、フェリチンと鉄の結合は弱く、通常ならタンパク質分子の内部にあるはずの鉄だが、条件によって表面に現れやすくなる。

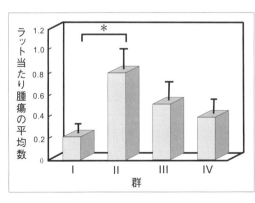

図 26 高鉄分食と高脂質食にしたときのラット当たりの平均腫瘍発生数[7]

Ⅰ：紅花油 5％、Ⅱ：紅花油 5％＋ヘモグロビン 3％、Ⅲ：紅花油 5％＋ヘモグロビン％＋ルイボス 1％、Ⅳ：紅花油 12％

Ⅱ群における発がんの高頻度はヘモグロビン（鉄分）の添加による。お茶（ルイボスティー）による発がん抑制も注目に値する。このデータから高鉄分食や高脂質食、とくに両者が重なった場合にがんの発生頻度が高くなることがわかる（文献 7 より改変）。

（お茶などに含まれる）のがん化抑制作用も、金属キレート作用による
と考えるのは妥当である[4]。

　このような知識の延長線上の臨床の応用研究であるが、C型肝炎ウイ
ルスキャリアー（未病患者）の血中鉄濃度を下げて、慢性肝炎から肝が
んへの移行を抑えようという試みが岡山大学や札幌医大[8]を中心に行わ
れている。その研究では、血液を定期的に抜く（瀉血）（例えば、1カ
月に300ml ほど）ことにより、血中鉄濃度を下げるのである。この方
法は肝がん予防に最も経済的で有効な方法かもしれない。

文　献

1)　Idjradinata P *et al*., Lancet 343, 1252–1254 (1994)
2)　Mainous III AG *et al*., Am J Epidemiol 161, 1115–1122 (2005)
3)　Nelson RL *et al*., J Natl Cancer Institute 86, 455–460 (1994)
4)　Bonkovsky H *et al*., Hepatology 25, 759–768 (1997)
5)　Kuriki K *et al*., Nutr Cancer 51, 170–177 (2005)
6)　Stewart *et al*., J Exp Med 92, 375–382 (1950)
7)　Sawa T *et al*., Cancer Epidemiol Biomarkers Prev 7, 1007–1012 (1998)
8)　Kato J *et al*., Cancer Res 61, 8697–8702 (2001)

一口メモ：感染における鉄の毒力増強

　生体における鉄の毒性除去システム：血中の遊離鉄（鉄イオン）は主としてトランスフェリンにより捕捉され、とりあえずはラジカル発生源とはならない。ヘモグロビンはハプトグロブリンと 1：1 に結合して、その複合体はマクロファージ、肝、脾など網内系で処理される。この処理が不十分だとこれら遊離鉄やヘモグロビンは細菌の増殖の促進をもたらす。この点からも手術後の術野の清拭は重要である。その実験データを下図に示す。すなわち、モルモットの腹腔に大腸菌を 10^5 個接種し、次いで各種鉄剤、［●；溶血赤血球をヘモグロビンとして、170 mg、□；ヘマチン100 mg、△；ヘマチン 5 mg の各々］投与群および鉄剤なしのコントロール（○；大腸菌のみ）の群の各群における腹腔内の細菌数を経時的に検討した。また、モルモットの死を†印で示した。鉄剤投与群はいずれの群も大腸菌の増殖をもたらし、これらは全例において、モルモットは 24 時間以内に死亡した。鉄剤投与がなければ全例生存した。多くの細菌はシデロフォアというペプチド様の低分子物質を産生し、それにより鉄と強力に結合し、細菌の細胞内へ鉄をとり込み、栄養とし増殖する。
（Bullen JJ *et al*, Immunology 15, 581–588 (1968)）

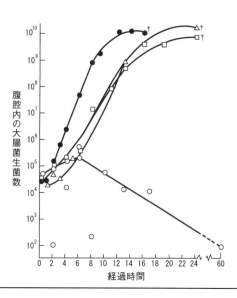

11. 脂質過酸化物から 悪玉の親分・脂質ラジカルの生成
──ヘム鉄の関与の重要性 (問題)──

　表3 (p.27) にあるように、多くの酸素ラジカル分子種のうちでも脂肪が酸化され脂質過酸化物 (LOOH) となり、3章で既に記したように、さらにそれから過酸化脂質ラジカル (広い意味の脂質ラジカル、化学的には前述のアルキルパーオキシラジカル、LOO・と示す) ができる。これは生体にとって極めて重要な問題分子であるので、以下、少々ややこしいが説明したい。我慢して読むか、いっそのことこの章はとばしてください (**図27**)。研究者はこれにふれないで前へは進めない。

　脂質過酸化物は、通常は不飽和脂肪酸 (LH) の酸化反応で生ずる不飽和脂肪酸の過酸化物であり、くわしくはアルキルヒドロパーオキサイドと呼称して LOOH と表記する。前に述べたように、過酸化水素 HOOH の H を L に置き換えた物質の1つと考えればわかり易い。とくに生体にとって問題となるのは、それから生ずる不飽和脂肪酸のパーオキシラジカル (アルキルパーオキシラジカル、LOO・) であるが、これに関連する脂質ラジカルとしてアルコキシラジカル (LO・) やアルキルラジカル (L・) も広義に含む (**表3**、**4**、p.27)。これらは ・OH、$O_2^{\cdot-}$ を生ずるし、LH はまた、$O_2^{\cdot-}$ や ・OH などと反応し、上記の脂質過酸化物を生ずる。

　我々 (熊大・医・微生物学研究室) は、これらの分子種 (LOO・、LO・、L・) のうちいずれが生体 (例えば動物の細胞や細菌) にとって殺菌のように強力な細胞毒性を発揮しているかを、次の反応により検討した。すなわち、一般によく知られている反応は、前述のフェントン反応と呼ばれ、

● ヘム鉄とは、赤血球の中の赤色色素のヘモグロビンや赤身の筋肉タンパクのミオグロビン分子の中に、鉄原子を保持するための罠のような構造体をしているポルフィリンという分子と、鉄の複合体のことである。

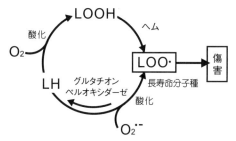

図27　食用油（LH）とくに不飽和脂肪酸は、酸素とヘム鉄の存在下で脂質パーオキサイドラジカル（LOO・）となる
　スーパーオキサイドは直接 LH に作用し、LOO・となる。

● 過酸化水素（H_2O_2）は HOOH と表せる。この H を炭化水素（脂肪族）の L または R で置き換えると L(R)OOH となる。LOOH（過酸化脂質）と HOOH の類似性がわかる。

● 脂質（とくに不飽和脂肪酸）に酸素が当たると過酸化脂質（LOOH）となる。

● 脂質（LH）にスーパーオキサイド（$O_2{}^{・-}$）が当たると過酸化脂質ラジカル（LOO・）になる。

● D.H.R. バートンらは（Fe^{5+}=O）という新しい分子種で、鉄オキセノイドという新しい分子団を 1980 年代に確立した。この特異な分子種は C–C 結合の切断その他チトクローム P450 酵素の強力でユニークな反応の理由づけとなっている。全体としてヘム鉄が 4 価や 5 価として挙動するのもこのためである。この P450 という酵素は特に肝細胞に多く含まれ、その強力な反応性のために薬物や毒物を分解する。下水処理に作用する微生物もそのような酵素をもっている。

$$\mathrm{Fe^{2+} + H_2O_2 \longrightarrow \cdot OH + OH^- + Fe^{3+}}$$

の反応で・OHを高率に生成する。同様に鉄錯体と過酸化脂質は次の反応
をする。

$$\mathrm{[Fe^{2+}] + LOOH \rightarrow LO\cdot + OH^- + [Fe^{3+}]} \tag{1}$$

あるいは、ヘム鉄の場合は、

$$\mathrm{Fe^{3+}}（ポルフィリン）+ LOOH$$
$$\longrightarrow \mathrm{Fe^{4+} = O}（ポルフィリン）^{\cdot +} + \mathrm{LOH} \tag{2}$$
$$\mathrm{Fe^{4+} = O}（ポルフィリン）^{\cdot +} + \mathrm{LOOH}$$
$$\longrightarrow \mathrm{Fe^{4+} = O}（ポルフィリン）+ \mathrm{LOO\cdot + H^+} \tag{3}$$

の反応によって最終的に LOO・ が生ずることを、電子スピン共鳴装置
（ESR）を用い、そのスペクトルより証明した。

　さらに、我々はこの LOO・ が極めて強い殺菌効果があることを証明
した（**図 28**）。また、動物細胞に対する影響をみるために LOO・ を正
常の動物細胞にさらすと、この動物の細胞はもっとも容易に殺された。
つまり、食物中に入ってくる過酸化脂質と鉄分（赤身の肉に含まれるヘ
ム鉄など）によって我々の腸管の内部でこの反応［式 (1)〜(3)］が起こ
り、LOO・ が生成すると、腸の上皮細胞は容易に傷つけられるというこ
とである。この LOO・ は $\mathrm{O_2^{\cdot -}}$ や ・OH よりも水溶液中での寿命が長く、
前に記したようにさらに細胞膜との親和性も強く、細胞の膜傷害や、さ
らには細胞内へ侵入し、核酸（DNA）や糖を傷害し、細胞を殺す。従っ
て生体内では臓器障害を起こすことも考えられる。

　少なくとも腸管内では、食物としてとり込んだ過酸化脂質とヘムが直
接混じりあい反応する場所であるから、疑いもなくこの反応は腸管上皮
に傷害を起こすといえる。

　食品中の過酸化脂質がどれくらい含まれているかを**図 29** に示した。
図のように、ほとんどの食品中の脂質は多かれ少なかれ過酸化脂質を含
むのであるから、脂質ラジカルを生成する素因をもつわけである。それ
に加えて、食用油は空気に触れていると、自然に過酸化物（脂質過酸化
物）となり注意を要する。

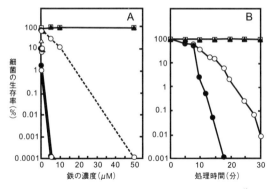

図28 アルキルパーオキシラジカルによる殺菌 [1]

これらの系ではアルキルヒドロパーオキサイドとして 10mM の *t*-BuOOH を用い、黄色ブド
ウ球菌 1×10^8/ml を生理食塩水中で処理した。A は各種鉄化合物による殺菌力の差を見たも
の。─●─；メトヘモグロビン、─○─；ミオグロビン、─△─；ヘミン、--○--；チトクロー
ム C、─□─；DTPA/Fe^{2+} 錯体、─▲─；カタラーゼなどを含む系で 30 分処理。A ではこ
れら鉄化合物の濃度依存性を見た。B、各群の時間経過による殺菌率の差。鉄化合物の種類
は A と同じ。A では△、○、●の三者はほぼ同じ。B では●と△はほぼ同じ。

● 過酸化脂質と鉄分（赤身の肉に含まれるヘム鉄など）によって、腸管内で殺菌力や細胞
　傷害力の強い LOO・が発生し、腸管上皮に傷害を起こすことが考えられる。

● 図 29 に、各種食品に含まれる過酸化脂質（LOOH）の量を示す。

過酸化脂質　nmole/100 g（可食部）

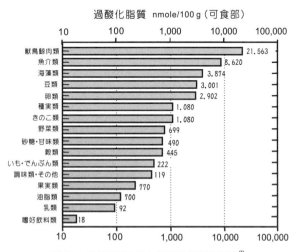

図 29 食品群別にみた過酸化脂質含有量 [2]

野菜や食品中の成分に脂質ラジカル（アルキルパーオキシラジカル）の中和能を有する成分があれば、そのラジカルの中和により殺菌力や臓器傷害性が消失する。赤池孝章博士（現、東北大学教授）を中心として我々の研究室では、この野菜成分のリピッドラジカル中和能により、ラジカルが減少し、その殺菌力も減少することを報告している[3]。この殺菌抑制の指標を用いて抗リピッドラジカル能を測定することが可能となった。即ち、これを用いて簡便な抗脂質ラジカル測定法としてバイオアッセイ法を確立している[1,3]。

　多くの食品には過酸化脂質が含まれている（**図 29**）。そのうちでも肉類は最も高い値を示している。また、同時にヘム鉄が含まれている赤身の肉もここに入る。

　肝炎や肝硬変のある患者には昔から赤身の肉（魚肉も含めて）よりも、白身の肉が重宝されているのもこのためかと思う。ともかくヘム鉄と過酸化脂質が反応して脂質ラジカルとなり、細胞傷害性分子となるから困ったものである。

　この脂質ラジカルを中和できれば、このような問題は解決する。そこでこのラジカルの中和能を実験的に、より簡便に化学的に定量するには、アルキルパーオキサイドのモデル化合物で水溶性の t-ブチルヒドロパーオキサイド（t-BuOOH）を用いる。それから生ずるアルキルパーオキシラジカルをルミノールという化合物の化学発光に基づく方法を用いる光化学（発光）反応の原理により測定することができる。

　アルキルパーオキシラジカル産生系の反応は、2 頁前に記した式 (1)〜(3) の反応式に準じて進む。光化学反応の部分だけを化学式で書くと、次のようになる。

ルミノール ＋ t-ブチルパーオキサイドラジカル

$$\rightarrow \left[\begin{array}{cc} \text{（アミノフタール酸）} & \text{（ラジカル）} \\ \text{アミノフタール酸・ジアニオン（励起状態）} \end{array} \right]$$

→ 発光 + アミノフタール酸（基底状態）

（ただし、［　］内は反応中間生成物）

● 生体内のヘモペキシンやハプトグロブリンは遊離したヘムやヘムタンパクを捕捉し、ラジカル生成を抑制する。

● 脂質の過酸化反応は、$\cdot OH$、$O_2{}^{\cdot -}$、$NO_2{}^{\cdot}$（総称して $X\cdot$）などのラジカル分子種が、多価不飽和脂肪酸（細胞膜やリポタンパクに存在する）から水素原子を引き抜く。すなわち

$$=CH- + X\cdot \quad \Longrightarrow \quad =\overset{\cdot}{C}- + XH \tag{i}$$

生じた $=\overset{\cdot}{C}H-$ は空気中の O_2 と反応して、$=CH-\overset{\displaystyle\ulcorner OO\cdot}{}$ となる。

この $=CH-$ を L におきかえると、$LOO\cdot$ であり、それは近傍の脂質と次のように反応する。つまり、

$$LOO\cdot + -CH_2- \quad \Longrightarrow \quad LOOH + -\overset{\cdot}{C}H- \tag{ii}$$

さらに

$$-\overset{\cdot}{C}H- + O_2 \quad \Longrightarrow \quad LOO\cdot \tag{iii}$$

これに脂質が隣接すると

$$LOO\cdot + -CH_2-（隣の脂質） \quad \Longrightarrow \quad LOOH + -\overset{\cdot}{C}H- \tag{iv}$$

となり、(iii) 式へと再循環する。

● 四塩化炭素（CCl_4）の中毒（肝毒性）もラジカル生成による。

これは肝臓内のチトクローム P450 という酵素により、

$$CCl_4 \overset{P450}{\rightarrow} \quad Cl^- + CCl_3\cdot$$

$$CCl_3\cdot + O_2 \rightarrow CCl_3 + O_2\cdot \quad （黒点がラジカルの電子）$$

そのほかに trichloromethylperoxy radical（$CCl_3O_2\cdot$）、その他が検出されている。

つまり、$R-OO\cdot$ となり、脂質の過酸化反応を開始する（上 (iii) 式）。

● t-ブチルヒドロパーオキサイド、$CH_3-\overset{\displaystyle CH_3}{\underset{\displaystyle CH_3}{C}}-O-OH$ は t-BuOOH と書く。

上の反応の系にアルキルラジカルの捕捉剤（あるいはラジカル中和力のある食品成分）を加えると、発光が減少することにより、その試料（食品）中のアルキル（脂質）パーオキシラジカルのスカベンジャー（除去）能力を定量することができる。このシステムを用い、野菜、豆類など多くの植物性食品まるごとの脂質パーオキシラジカルの中和能を検討した代表的な結果を**図 5**（p.19）、**図 20**（p.97）、**図 30** および **36**（p.125）に示す。

文　献

1)　Akaike T et al., Arch Biochem Biophys 294, 55–63 (1992)
2)　奥田拓道 , 高田明和 , 前田　浩（編著）, "病気を理解するための生理学・生化学", 金芳堂 (1989)
3)　Akaike T et al., J Agr Food Chem 43, 1864–1870 (1995)

抗脂質過酸化ラジカル活性（単位）

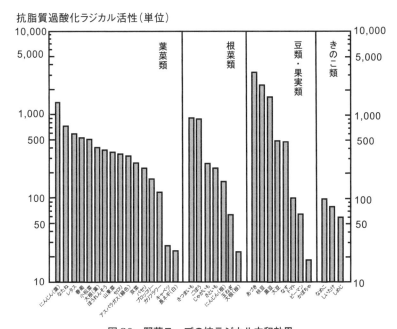

図30 野菜スープの抗ラジカル中和効果

野菜はすべて細切りし5分間煮沸後の上清の値。これらの値は野菜等の産地、収穫時期その他の条件により数倍は変動する。縦軸は対数表示に注意（抗脂質過酸化ラジカル活性単位はp.116の方法によって求めたものである）。

12. 高脂質食はすべて悪いか？

——リノール酸 vs. オレイン酸——

　がんの疫学で、地中海地方の人々は摂取カロリーに占める脂質の量は決して少なくないのに、大腸がんの頻度が低いことが知られている。また、動物性（獣肉）脂質が少なく魚油の多い日本人やフィンランド人に動脈硬化症（循環器疾患）が少ないこともよく知られている。

　この分野では、Dyerberg らの行った調査研究が非常に有名である。海獣を捕食するグリーンランドエスキモーは、血液中にエイコサペンタエン酸（EPA）という脂肪酸が多いために血栓ができにくく、心臓病も少ないという[1]。エイコサペンタエン酸は、動物の体の中で α-リノレン酸（動物は自前でつくることができない）から生合成されてできる脂肪酸である。海の食物連鎖の頂点にいる海獣類の肝臓や皮下脂肪には EPA が多いが、海洋の植物プランクトンや海草には α-リノレン酸が多い。

　また、有名な英国の医学専門誌『Lancet』（1994 年 6 月 11 日号）のフランスからの報告[2]によると、リノール酸含量が少なく α-リノレン酸とオレイン酸の多い地中海型のオリーブ油を中心とした高脂質食にすることによって、心疾患を中心とした循環器障害の頻度およびそれによる死亡率を大幅に下げうることを報告している（**図31、32**）（リヨン・ダイエット心臓病研究）。

　しばらく前のわが国の栄養学関係者および食品工業界は、リノール酸の多い紅花油やコーン油などを推奨してきた。しかし、本書の初版（1994 年）以降にリノール酸至上主義の考え方が疑問視され、オリーブ油のようなオレイン酸の多い油や菜種油（キャノーラ）のように、リノール酸のほかに α-リノレン酸を含む油が好まれるようになってきた。

　リノール酸の反栄養的側面は、わが国でも名古屋市立大の奥山治美教

● 脂肪酸とは、中性脂肪、皮下脂肪のような脂肪分子の構造の一部分を構成する成分（部品と思えばよい）である。室温で、獣脂が固形、多くの植物油は液状、さらに氷点付近の低温では植物油は固形状態になっているが、魚油はなおも液状で流動性がある。この違いは脂肪酸の種類に由来する。エイコサペンタエン酸（EPA）、ドコサヘキサエン酸（DHA）のような脂肪酸は、低温でも液状の脂肪酸であり、北極海など極低温の海洋で暮らす海の生物の脂肪構成成分として都合がよい。

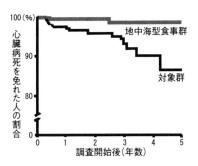

図31　地中海型食事による心臓病死数の割合 [2]

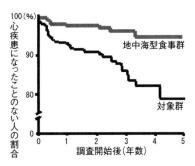

図32　地中海型食事による心臓病死および急性心筋梗塞例の減少 [2]

● 地中海型食事という概念の原型となったのは、20世紀初頭のクレタ島の食事であり、その内容はかなり菜食に近い。脂肪酸摂取の面での地中海型食事の特徴は、リノール酸摂取が控えめ、魚介類由来の n-3 系高度不飽和脂肪酸（α-リノレン酸から生合成される）を少量、オリーブ油由来のオレイン酸を多く摂っていることである。オリーブ油には α-リノレン酸がごくわずか（1%以下）しか含まれておらず、実際の地中海型食事の α-リノレン酸量はかなり少ない。結論として、健康面だけで考えると、紅花油やコーン油よりもオリーブ油が好ましい。

● オレイン酸含量の高い紅花が開発され、ハイオレ紅花油として宣伝されているのは、このような主旨からするとよいことである。

● 本書の初版の頃（1994年）、市販の食用油はリノール酸リッチが売りであったが、今日ではそれはなくなり、オレイン酸リッチ、ビタミンE添加とか、より健康志向の食用油が製品となっている。しかし高度に精製された食用油の問題点は別に記したところである。p.164、1口メモ参照。

授らによって提唱され、大分医大の竹下教授らもマウスでの発がん実験で、オレイン酸群ではがんの発生がないのに、リノール酸群ではがんが多発することを認めている。順天堂大学小児科教室の研究では、乳児のアトピー症例で粉ミルク中のリノール酸を除くとアトピーが改善するとの報告もある。我々もリノール酸の多い紅花油付加食で腸がんが増加傾向にあることを認めている（図 26、p.109 参照）。

　脂質の悪い面ばかりを強調しているようであるが、食品中の脂肪は油性ビタミンのビタミン A、ビタミン D、ビタミン E を溶かしているので重要である。もちろん、このような悪玉のリノール酸もビタミンの 1 つ（ビタミン F）ということもあり、完全に除去したリノール酸欠乏食にすると、当然その欠乏症状が出る。

　生命を維持するために不可欠の必須栄養素ではあるが、リノール酸ばかりを積極的に推奨したり、摂取するのでは弊害が出る。その偏りを是正するのが α-リノレン酸、EPA、ドコサヘキサエン酸（DHA）のような n-3 系といわれるグループの脂肪である。リノール酸は n-6 系である。陸上、淡水由来のものは n-6 系、海由来のものは n-3 系といってもよい。例外は大豆、エゴマ（じゅうねん、ともいう）、ナタネ、亜麻（亜麻仁油）などであり、これらはリノール酸と α-リノレン酸の両方を豊富に含んでいる。両者のバランスが大切であるが、難しく考える必要はない。よく言われるように、「山（あるいは畑）のものを食べたら、海のものも食べなさい」である。かつて日本の日々の食卓には、豆腐、納豆のような大豆製品と海苔、ワカメといった海草の類が必ずあった。

　現代人の日本食の概念にはトンカツやしょうが焼きも含まれてしまうらしいが、そういったものを含まない従来の食事、日本の伝統食は長い食経験によって完成したメニューであり、非常に優れている点が多い。残念ながら、何世紀もかけて確立された食事パターンはここ半世紀あまりですっかり様変わりした。その中でも、この章のテーマである油の摂取は激増した。その背景の 1 つは肉の摂取量が増えたことである。肉と言えばタンパク質だけの食品と連想する人が多いが、たとえ赤身肉で

● 図 33 は、ハーバード大学のウィレット博士とスタンファー博士が提案したアメリカ人
のためのヘルシーな食事の指針を示している。ピラミッドの下段ほど摂取頻度と摂取量
が多く、上段はたまに少量食べるべき食品である。種類を選べば油は頻繁に摂取しても
よい。最上段に白米が掲載された。精白米よりも全粒穀物の玄米のほうが、食物繊維が
多いため消化吸収に時間がかかり（血糖上昇がゆっくりで）、微量栄養素も豊富などの
優れた点が多い[3]。

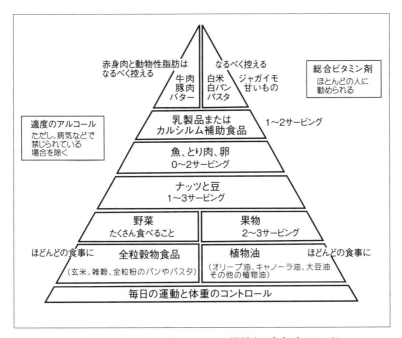

図 33　ウィレットとスタンファーの推奨する食事ピラミッド

● 摂取する必須脂肪酸の割合（n-6/n-3 比）が大切であると言われ、現在の厚労省の推奨
は 4：1 ですが、1：1 を推める人もある。数字にこだわらず、大豆や魚介類を食卓に取
り入れるように心がければよい。

あっても少なからぬ量の脂肪を含んでいる。しかも、質的にはヒトが自分の体内で作っている皮下脂肪と同じであり、摂りすぎると健康上好ましくない影響が現われる。さらに、油を多く使う調理法や、マヨネーズ、ドレッシングなど油の多い調味料の使用が多くなると、脂肪摂取は激増する。

また、バターの代用品として登場したマーガリンや植物性クリームは「植物性」「植物生まれ」という言葉でヘルシーなイメージを与えているが、少しも健康的ではない（ただし、コレステロールを含まない点は好ましいといえるが）。液状の植物油や魚油を原料にして、水素添加（水添）という処理をして、乳脂肪よりややソフトに仕上げたのがマーガリンである。部分水素添加処理の結果、トランス脂肪酸（トランス酸）というものができる。このトランス脂肪酸は、ウシやヒツジのような反芻動物の脂肪にも含まれており、チーズやバターも若干のトランス脂肪酸を含んでいる。このトランス脂肪酸の摂取が多いと心臓病発症のリスクが高くなるということがわかり、とくにヨーロッパ（酪農国）ではマーガリンが不評になり[4]、多くの国でトランス脂肪酸の多いマーガリンの使用が禁止になっている（**図34**、**35**）。マーガリンよりはバター、バターよりオリーブ油というのが筆者らの考えでもある。

そのほかに問題なのは、現代の食用油の精製が進歩（？）したため本来種子中に共存しているフラボノイド類やその他の抗酸化物質がほとんど除去されてしまい、本当の天然の植物油とは似ても似つかぬ無色透明、無呈味（エキストラバージンオリーブ油は苦味がある）な油として売られていることである。筆者の子供の頃のナタネ油にしろ、機械で搾油したてのものは黒色に近く、多少の精製はあったが、かなり金色に近く着色しており、においもかぐわしかったことを覚えている。これはオリーブ油も同じことで、ギリシャやイタリアの現地の人の使用するオリーブ油で、エクストラ・バージンでスープリーム・クラスといわれる最高級品はかなり色がついている。いうまでもなく、これら色素は強力な抗酸化成分である。**図36**にも示すように、精製度の高い油がよくな

Data & Note

- 食用油に御用心——
- ニューヨーク市は 2006 年 12 月 5 日、人工トランス脂肪酸を含むマーガリンのレストランにおける使用を原則的に禁止することを決めた。

図 34 トランス脂肪酸摂取と冠状動脈性心疾患[4]

食事からとるエネルギー量のうち、トランス酸が占める割合が 2％増えると、心疾患リスクが図のように高くなる。

相対リスク：ベースライン（基準グループ）の発症率を 1 とした時の発症率の比。信頼限界の中に 1（基準値）を含まない場合、影響ありと考えてよい。

研究対象となった各集団におけるトランス脂肪酸の摂取量と心臓病のリスク

- ナースヘルススタディ　1.62
- ヘルスプロフェッショナル追跡研究　1.13
- αトコフェロールβカロテンがん予防研究　1.14
- ツートフェン研究　1.28
- プール解析　1.25

0.6　1　1.4　1.8　2.2
相対リスク（95％リスク）
トランス酸摂取増加に伴う冠状動脈性の心臓病の相対リスク

図 35 「The Australian」紙（2006 年 10 月 23 日付）

トランス脂肪酸はオーストラリアでも不評。

図 36 油脂の製造工程での各段階における抗ペルオキシラジカル活性[5]

実験で発生させたパーオキシラジカル（LOO・）の t-BuOO・の 50％を捕捉するために必要な油脂量をルミノールを用いた化学発光法で評価し、トロロックス（ビタミン E 類似体）の効力と比較して表示した。

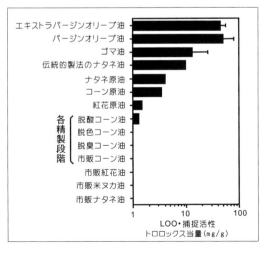

エキストラバージンオリーブ油
バージンオリーブ油
ゴマ油
伝統的製法のナタネ原油
ナタネ原油
コーン原油
紅花原油
各精製段階 ┤ 脱酸コーン油／脱色コーン油／脱臭コーン油／市販コーン油／市販紅花油／市販米ヌカ油／市販ナタネ油

1　10　100
LOO・捕捉活性
トロロックス当量（mg/g）

いということは、とりもなおさず、食用油の精製が問題であるということであり、今後の食用油製造関係者の知恵と消費者の意識の向上が待たれる。また、ここ 10 年ばかりの間に、それまでのリノール酸信仰からオレイン酸や α−リノレン酸への脱皮がはかられつつあるのは、国民の健康を考えるうえから大変重要であろう（p.164 の高度精製食用油の問題解決法（一口メモ）参照）。

　米国において開発され、現在広く用いられている植物種子油の精製技術は、1940〜1950 年代にほぼ完成し、今日では米国はもちろん、わが国その他の先進国の多くで普通に使われている。その主要ステップは脱色、脱臭さらに脱苦味等に主眼が置かれている。ここで問題となるのは、フラボノイド等の有色無色の抗ラジカル成分の大半が高熱水蒸気処理により酸化除去されたり、酸性白土や活性炭により吸着除去されていることである。また、フラボノイドの配糖体やポリフェノールなどは、水抽出処理で除かれていると思われる。その結果、油は無色無臭となる。精製サラダオイルと呼ばれている無色の食用油のほとんどは大なり小なり、このようにして製造されていると言える。大豆等の大半はヘキサンによって抽出されているが、酸化されやすい不飽和脂肪酸が多いことから、種子中に脂質と共存していた抗酸化成分が、製造途中で除かれることは問題である。大豆油にはリノール酸とリノレン酸という系列の異なる二種の必須脂肪酸が含まれており、この点では優れた食材である。

　図 37 は、食用油脂の原料種子のナタネを焙煎した前後で、抗酸化物質であるキャノロールとトコフェロール（ビタミン E）の含有量を比較したものである。伝統的なナタネ油は焙煎し圧搾抽出されている。加熱焙煎後もトコフェロールは減少せずに残っているほか、強力なパーオキシラジカル（LOO・）の中和活性のあるキャノロールという焙煎によって生成する物質の量は数十倍も増加していた（図 37）。キャノロールは、加熱によって、ナタネ中のシナピン酸が変化してできる物質であるが、非常に抗酸化力が強い物質である[6]。胃がん、大腸がんの予防力も強い[13,14]。

Data & Note

● 無色の精製油は好ましからざる成分過酸化脂質が有色のものより何倍も多いか、開封後容易に多くなる。また、無色の高度の精製油は脂質ラジカルの中和力はない。

● 精製オリーブ油より、エクストラ・バージンクラスの緑色〜黄色の濃いオリーブ油が本物で、抗ラジカル活性ははるかに強力である。（図 36 参照）しかしオリーブオイルも空気酸化し易い油である。

● リノール酸は過酸化物になりやすく、その過酸化物は、別項に記すように、ヘム鉄などと作用（反応）し、パーオキシラジカルになり、それは寿命も長く生体成分と反応し、病気の原因となり得るもので、生体に好ましくないというのが著者らの意見である。

● ナタネ油も、無色の精製ナタネ油よりも昔風の暗緑黄色〜黄金色のもののほうが脂質ラジカル消去能は 300 倍も高い。

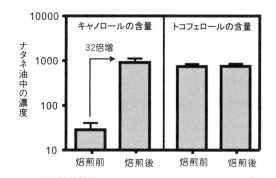

図 37　ナタネ焙煎前後のキャノロールとトコフェロール含有量 [6]

ナタネ油の最初の製造過程での焙煎（炒る）操作の過程で、抗酸化・抗ラジカル活性が増加するが、その現象の中心には我々の見出したキャノロールの生成があると考えている。

● 精製しすぎて無色透明になってしまった食用油は、本来の種子原料中に含まれていたフラボノイドやその他の抗酸化物質が除去されてしまっている。

● エクストラ・バージンでスープリーム・クラスのオリーブ油はかなりの色がついており、この色素に強力な抗酸化成分が含まれている。

● 緑色野菜と同様に有色油が賞用されるべきである。

● がんになりたくない人には有色の粗精製油が勧められる。

米国における低脂肪・減塩食品の最近の流行を、**図 25**（p.107）に米国のスーパーで売られているクラッカーの例で示したが、通常の代表的なクラッカーと比べ塩分 40％減、脂肪分 50％減となっており、それに加えて野菜入りであることも特徴である。もう 1 つの N 社のレーズンクッキーではコレステロールと脂肪がゼロというのがキャッチフレーズである。

　これらはともかく、高脂質食には野菜を多くし、お茶、果物、いも類、豆類が勧められるといえる。事実、多くの中華料理はそのようになっている。地中海型食事では油脂、豆、果物、野菜、さらには魚介類の摂取が多いうえに、肉類、乳製品の摂取は比較的に少ない。

　脂質ラジカルの問題点についても、緑色野菜スープを摂ることによって消去され無毒化できることがわかったので（後述）、脂質が多い食事のときは緑色野菜スープを多く摂れば救われるということになる。脂質過酸化ラジカルの中和という点で、コーヒーも強力な抗酸化力があることを、我々は実験的に確かめている[7]。従って、コーヒーがん予防に有用という可能性があり、事実それを支持する疫学のデータが、愛知県がん予防センターの井上真奈美・田島和雄部長のグループによる報告をはじめとして多く見られる[8,9]。すなわち、高脂質食の欠点を補う食事というのは身近にあるといえる。

　図 20（p.97）以降、これまでの話はすべて脂肪（油）や過酸化脂質の摂取が、有害でどうしようもなく避けられないような印象を読者に与えたが、脂肪（油）に溶けている β-カロテンは腸管から吸収され、代謝されてビタミン A となる。ビタミン A は生体にとって必須のビタミンで、その生理作用（成長促進、視覚作用、上皮細胞の分化、生殖作用ほか）はすべて、その酸化的代謝物のレチノイン酸（オールトランス型レチノイン酸）によって発現される（13 章、**図 41** p.139）。

　近年、このレチノイン酸に急性前骨髄性白血病等に対する治療効果が見出され、さらに肝がんの予防も唱えられている。それに加えて、レチノイン酸を含むレチノイド族化合物が、乾癬や角化症の特効薬として用

Data & Note

● 高脂質食の時は、緑色野菜スープを多く摂ることによって脂肪の弊害は少なくなる。中華料理のあとのウーロン茶は理にかなっている。また、脂質パーオキシラジカル捕捉活性という点で、コーヒーの抗酸化性も非常に高く、赤ワインに劣らないか匹敵する[7]。

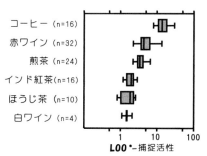

図38 コーヒー・お茶・ワインの抗酸化性

コーヒー・お茶・ワインの抗酸化性を脂質ペルオキシラジカル捕捉活性として比較した。通常おいしいと感じる入れ方で調製したコーヒー、お茶を測定しているので、豆・茶葉の重量と浸出に用いた湯温は飲み物によって異なる。

● 油溶性ビタミン D の活性型（ビタミン D_3）は、生理活性はもちろん各種疾患に対して治療効果がある。

● $1\,\mu g$ は 100 万分の 1g

● ビタミン D の生合成は、皮膚、肝臓、腎臓と、順次場所を変えながら進行する。腎臓での反応を経てはじめて生理的な機能を発揮する（活性型ビタミン D_3）。皮膚での合成反応には紫外線が必須である。

● 冬の日照量の少ない地域では、大腸がん、乳がん、前立腺がんの死亡率が高い[10]。
そのような地方は紫外線が少なく、ビタミン D 合成に関連する可能性もある。あるいはこの地方では緑色野菜の摂取量が少ないことも考えられる。

● ゴマ油～ゴマ種子の魔力：名古屋大学の大沢俊彦教授らは、粗製ゴマ油の中にリグニン様化合物（油溶性リグナン誘導体：セサミノール）を見出し、その強力な抗酸化力を明らかにしている[11]。これは生体内では悪玉コレステロールの LDL（低密度リポタンパク質）の酸化を抑え、究極的には動脈硬化を抑える[12]。これは我々がナタネ原油に見出したキャノロールと同様、ビタミン E やプロブコールよりも抗酸化力が強力である。

いられてきた。その作用機構は必ずしもすべて明らかではないが、情報伝達（脱分化という遺伝子発現の調節）や腫瘍の新生血管の形成阻害などのホルモン様作用があることも知られてきた。

　本書には詳しく記していないが、もう１つの油溶性のビタミンＤも、大変微量（１日１μg）でも、その活性型（ビタミンD_3）は、骨代謝を中心に各種疾患に対し治療効果がある。上記のレチノイン酸と同じく、がんの形成やがん化にかかわる遺伝子発現を制御することもわかっており、ビタミンD_3に関する情報は近年大変増えている。レチノイン酸やビタミンD_3は栄養素としてよりも治療薬として、あるいは細胞の制御物質として、その重要性が以前にも増して高まってきている。

　最後に**図37**でも紹介したキャノロールであるが、もともと微生物感染や炎症のときに生ずる最も強力な殺菌性物質の一つ、過酸化亜硝酸［パーオキシナイトライト（$ONOO^-$）］の酸化力を強く中和する物質の成分をナタネ油中に探索中に発見した物質がキャノロールで（**図39**）、焙煎処理（150℃以上）によって初めて生成してくるものである。これは、もともとナタネ種子中に含まれるシナピン酸が化学変化（脱水）によって生ずるものであることがわかった。

　愛知がんセンターの立松正衛病理部長らと我々はピロリ菌を胃に慢性感染し、同時に高食塩食を摂取し胃がんを高率に発症するモデル実験系である砂ネズミにこのキャノロール含有食を食べさせたところ、炎症（胃炎）とそれに続いて生ずる胃がんの発生を抑えたのである[13]。さらに我々は同様の発見として、マウスの大腸がん発生モデルの系（アゾキシメタンとデキストラン硫酸ソーダの経口投与で生ずる潰瘍性大腸炎と大腸がんの発生するマウスのモデル）に、キャノロールを投与すると、高率にがん化と大腸炎を抑えることが出来た[14]。

　つまり、このことは重大な意味を持っている。化学発がん（大腸がん）のモデルも慢性感染性発がんモデル（胃がん）でも、炎症ががんの原因で、そのとき適切な活性酸素の抑制剤（抗酸化物質）を投与すると発がんが抑制できるということである。つまり、活性酸素（とその誘導

Data & Note

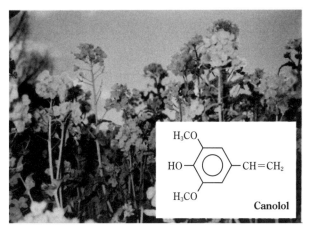

**図 39　ナノハナと焙煎ナタネ油中に見出された強力な抗酸化・抗炎症性成分の
キャノロールの化学構造**

文献：Wakamatsu D. *et al*., Biosc Biotechno Biochm 69, 1568-1574 (2005)

一口メモ：魚油で賢くなる！

　DHA や EPA が心臓疾患や循環器病の予防（中性脂肪の減少）に有効であるとい
う話についで、これらオメガ(ω)-3 系列の油脂を含む魚油を学童に投与したところ
試験成績が上がったという報告がある(2007 年 9 月 13 日付、英国デイリーメイル紙。)
また、ある学童グループにおいて一定の試験問題の解答率が、全国平均の 68％と
の予想が、魚油を投与した群では 92％になったという。数学の問題では全国平均の
78％の予想に対し、魚油投与群では 92％になったという。これらの、魚油の投与実
験の成績は統計学的に何れも顕著であったという。これまでもデイリーメイル紙の
支援した学童の試験成績で、7 才児と 8 才児に対して魚油を投与した群では、読解
力が 9 カ月早生まれと同等のレベルに達したという報告もある。魚油の 3 カ月の投
与で、彼らは実年齢よりも 18 カ月上の学童と同じ到達度であったという。昨年（2006
年）の報告では、別の小学校の 9 才から 11 才児 100 名における評価でも、魚油の投
与は 2007 年の SAT（学習到達度検定試験）において驚くべき効果があったという。

（Paul Sims 氏による）

体）が、がんの原因という証拠である。

文　献

1) Dyerberg J & Bang HO, Lancet 2, 433–435 (1979)
2) de Lorgeril M *et al.*, Lancet 343, 1454–1459 (1994)
3) Willett WC & Stampfer MJ, Sci Am 288, 64–71 (2003)
4) Oomen CM *et al.*, Lancet 357, 746–751 (2001)
5) Sawa T *et al.*, Cancer Epidemiol Biomarkers Prev 7, 1007–1012 (1998)
6) Wakamatsu D *et al.*, Biosc Biotechno Biochem 69, 1568–1574 (2005)
7) Maeda H & Kanazawa A, IARC Scientific Publications No. 156, pp. 397–398 (2002)
8) Giovannucci E, Am J Epidemiol 147, 1043–1052 (1998)
9) Inoue M *et al.*, Cancer Causes & Control 9, 209–216 (1998)
10) Garland CF *et al.*, Am J Public Health 96, 252–261 (2006)
11) 大沢俊彦, 日油化学会誌 48, 81–88 (1999)
12) Kang MH *et al.*, Life Science 66, 161–191 (2000)
13) Cao X *et al.*, Int. J. Cancer: 122, 1445–1454 (2008)
14) Fang J *et al.*, Carcinogenesis 34, 2833–2841 (2013）

一口メモ：高脂質食とがん発生

　再び脂肪摂取とがんの発生について：高脂質食が乳がんその他の発がん、あるいは手術後の再発のリスクとの関係があるとする論文は多いが、厳密には反論がないわけではない。下記の（1）の文献は比較的新しいもので、乳がん治療後の患者を対象に、脂肪制限によって、再発率の上から、脂肪摂取と再発率に関係ありとする論文の代表例である。

　一方、（2）の論文は同じく、大腸がんの発生と脂肪制限食による摂取量の関係を調べた結果、関係なしとする結論である。ただし、脂肪制限食により体重減少（約10％減）があり、これは、発がんの頻度の低下に寄与するという。しかも脂肪制限群では、野菜と果物の摂取が少々多くなったという。それにもかかわらず、脂肪制限は発がん頻度には関係がなかったという。この（2）論文の結果をどう説明するか？①レチノールや Vt. D_3 などがん抑制成分の摂取が、付随的に減少した。その結果がん抑制作用も減った。②本来、脂肪の摂取量は、がんの発生頻度と無関係。野菜類はもともと米国では多く摂取しており、脂肪摂取量が制限され、多少の野菜類の摂取量が増加しても無関係であるなど。しかし、③脂肪制限は体重低下（5〜6％）をきたし、メカニズムはともかく、これががん発生の頻度を下げるとの報告もある（文献（3））。

(1)　Chlebowski RT *et al*, J Nat Inst Cancer 98, 1767–1776 (2006)

(2)　Prentice RL *et al*, J Am Med Assoc 295, 629–642 (2006)

(3)　Eliassen AH *et al*, J Am Med Assoc 296, 193–201 (2006)

13. ビタミン C と β-カロテンの大量摂取は がん予防にならない
──実験室モデルによるドグマの崩壊──

13.1 ビタミン C

　ビタミン C やベータカロテン（β-カロテン）によるがん予防の考え方は、かつて長い間信じられていたがん予防と腫瘍栄養学のテーゼであるが、その後の研究成果はこの考え方に対立する。

　まずビタミン C であるが、前述したようにこれは 1930 年代にハンガリー生まれのツェント・ゲオルギイにより発見された（1937 年、ノーベル生理学賞）。彼はすでに触れた抗酸化・抗血管透過活性（つまり抗炎症性）のあるビタミンとしてビタミン P（citrin とも呼ばれた）の発見者でもある。

　また、2 つのノーベル賞（ノーベル化学賞と平和賞を各々単独で）をもらったことで有名なライナス・ポーリング教授（カルフォルニア工科大学）は、1960 年代にビタミン C がインフルエンザウイルス感染（風邪）に有用であることを報告し、それが次に述べるビタミン C の大量摂取のブームのきっかけとなった。1994 年 8 月、93 歳で亡くなる少し前まで自分が 100 歳まで生きられないとしたら、それはビタミン C の大量摂取を始めた年齢が遅すぎたからであると言っている。彼のビタミン C 療法は「ビタミン C の大量療法（メガドース・ビタミン C 療法）」といわれ、1 日当たり好ましくは数〜数十グラム、つまり数千ミリグラム以上を摂取するというものである。

　ちなみに日本の厚生労働省の定めたビタミン C の 1 日摂取基準は、メガドース・ビタミン C 療法の約 30 分の 1 の 100 mg となっている。米国のそれは成人女性が 75 mg、男性が 90 mg であり、喫煙者であれば

● この章をお読みいただけると、今はやりの EBM（Evidence based medicine；科学的根拠に基づく医療）が、いかにいいかげんに決められるかがおわかりいただけると思う。

● ビタミン C の成人 1 日必要量：次に記すビタミン C の 1 日必要量／推奨摂取量をみてほしい。各量（30、50、…）は各異なった時代における推奨摂取量であるが、一時代の正しいと思われていた量は、別の時代では全く不足であったのである。また、日本人がアメリカ人の半分でよいというのも何が根拠かわからない。ヒトの体重当たりになおせば、せいぜい 2〜3 割だと思われる。

日本：30 → 50 → 100 mg
米国：60 → 90 → 120 mg

● ビタミン C とベータ（β）カロテンに対する過信は間違いである。場合によっては、例えばそれ単独で過剰に摂取することによってがん化促進剤になる可能性もある。

● ビタミン P はミカンの皮に多い。ミカンのだいだい色は主にカロテンの一種のクリプトキサンチンによる。

● ビタミン P が豊富だからといって、かんきつ類の果皮を食材に使うのであれば、国産が無難である。ミカン、オレンジは傷みやすい果物で、カビが発生しやすく、長期輸送に適さない。そのため、輸入かんきつ類にはイマザリル、ジフェニール、チアベンダゾールなど、比較的毒性が強い防黴剤が使用されているものがある。国産品への使用は認められていない。

さらに 30 mg を上乗せする。これは IOM（Institute of Medicine）とい
う機関が決めた数字であるが、農務省（USDA）の食事指針は 2,000 kcal
の食事当たり 155 mg の摂取を推奨している。かつてはもっと数値は低
く、日米両国で、ビタミン C 摂取の推奨量が時代とともに大幅に引き
上げられてきている（日本、30 mg → 50 mg → 100 mg; 米国、60 mg →
90 mg → 120 mg）。また、1 日推奨量として 120 mg が妥当という研究者
もいる [1]。つまり、ビタミンの必要摂取量がいかにいいかげんに決めら
れていたかということである。

　ビタミン C は抗酸化以外に、コラーゲン（血管、皮膚、骨、軟骨、
腱などに多く、組織の弾力性と強度維持に貢献）の合成、カテコールア
ミン（自律神経系の働きに作用）の合成、その他多くの酵素反応の補酵
素として働く。ビタミン C が欠乏した時にあらわれる壊血病になると、
歯ぐきや皮膚から血が出るのは、コラーゲンの合成不全で血管と皮膚が
もろくなったせいである。ビタミン C 欠乏は皮膚や血管のみならず精
神状態にも影響するといわれている。

　ポーリング博士は、ビタミン C はビタミンではなく炭水化物や脂肪
などの栄養素と同じと考えるべきだというわけである。その生体内での
作用は前述したとおり、抗酸化剤としての役割が考えられている。しか
しながら、世界の医学会で彼の提唱するメガドース・ビタミン C 療法
はなかなか認知されなかった。その根拠の 1 つは、いくら多く口から摂
取しても尿中にすみやかに排泄され、血中濃度が上がらない（従ってそ
れほど高濃度には臓器組織にいかないので効くはずがない）からであ
り、またそれがあまりにも酸性で、アシドーシス（酸性血症）になるの
ではないかということである。しかし何しろ超高名な学者の説であるか
ら、ビタミン C の大量療法は民間療法として今でも信者は多く、今日
でもビタミン C に他のビタミンを加えたメガドース・マルチビタミン
療法として広く信じられている。

　ヒトが本当に必要とするビタミン C の量に関しては、ようやく 1996
年になって実際に 7 名の人体実験で解明された [2]。この実験結果でも 1

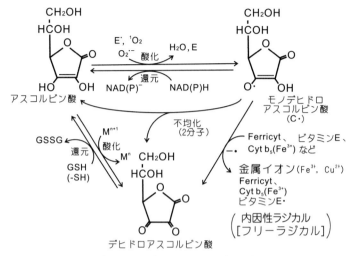

図40　ビタミン C（アスコルビン酸）の酸化と還元

GSH は還元型グルタチオン、Cyt b_5；チトクローム b_5、Ferricyt；フェリチトクローム、NAD(P)H はアスコルビン酸還元酵素の補酵素。E· はビタミン E ラジカル。C· はビタミン C ラジカル。

● 試験管内では、ビタミン C は鉄イオンや銅イオンが存在するとラジカルを生成し、生体物質と反応する。これが発がんの促進につながるかどうかは興味あるところである。

● 新鮮な牛乳中にもアスコルビン酸ラジカル（ビタミン C ラジカル）が見つかっている。これは牛乳中のキサンチンオキシダーゼによって生ずるスーパーオキシド（これはSOD により H_2O_2 になる）や H_2O_2 がラクトパーオキシダーゼを介してアスコルビン酸がラジカルとなる。加熱するとなくなる。

● アスコルビン酸濃度が高いと、フェリチンという鉄貯蔵タンパク質（最大 4,500 個の鉄を貯蔵）から Fe^{2+} が遊離し、より危険性の高い Fe^{3+} の状態となったものが蓄えられる[3,4]。

日 200mg は要るようで、様々な負荷がかかる実生活ではさらに多いと考えるのが妥当であろう。しかし、この研究では 400mg 以上の摂取では排泄されるので意味がないという。いずれにしても、ここでも個体差、吸収係数などのあいまいさが残る。

　図 3 （p.15）、図 40 （p.137）および表 5 （p.29）のように、ビタミン C はラジカル（活性酸素）分子を消去するが、そのとき自分が電子をもらってアスコルビン酸ラジカルとなり［C・］、さらに金属イオンやトコフェロールラジカル（ビタミン E のラジカル体、E・）と反応してヒドロキシ（・OH）ラジカルやスーパーオキサイドラジカルを生成し、またビタミン C（アスコルビン酸）自体はデヒドロアスコルビン酸となる。これは生体内ではグルタチオンやデヒドロアスコルビン酸還元酵素によって、もとのアスコルビン酸が還元的に生成することが知られている（図 40）。

　図 3 と図 40 のところでも述べたが、これ 1 種類だけの場合は上述のようにアスコルビン酸ラジカルとなり危険となるが、ビタミン E その他の抗酸化剤と一緒の場合では、それらとの複合保護作用が考えられるので、単一物質の結果とは違っている。米国のスタットマン博士は、ある場合には還元型グルタチオンがビタミン C の代わりになることもあるという。

　注意しなければならないのは、鉄や銅とアスコルビン酸が接触すると、アスコルビン酸ラジカルや酸素ラジカルが効率よく発生することである。従って、ビタミン C 単独では実験的に、ある種のがんに対して、がん化促進作用をみることもある。30 人のボランティアに 1 日 500mg のビタミン C を 6 週間続けて摂ってもらったところ、酸化的傷害を示す指標が上がっていた（白血球の 8-oxoadenine の増加）という研究報告もある[5]。

13.2　ベータカロテン

　一方、ベータ（β）カロテン（カロチンではなくカロテンと呼ぶほうが正しい）はビタミン A の前駆体であり、この類緑化合物はカロテノ

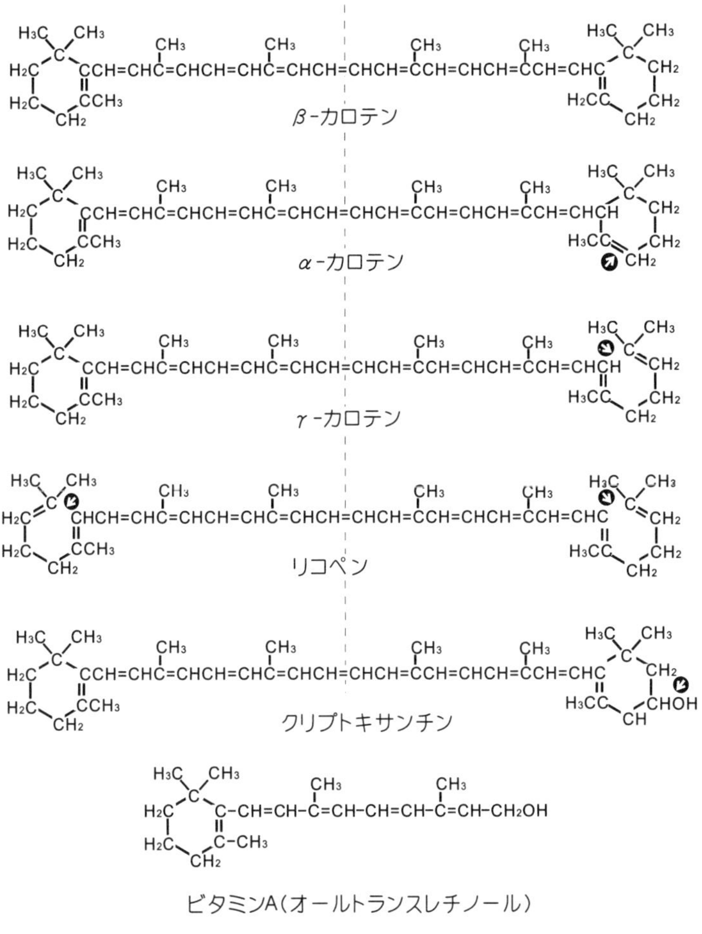

図 41　β-カロテン関連化合物の化学構造

ビタミン A 以外はすべて左右対象の分子で、同じサブユニットが 2 個連なったものである。
β-カロテンとの違いを矢印で示した。

イド、あるいはカロテン類と呼ばれている。この一群の中にはアルファ（α）カロテン、ガンマ（γ）カロテンがあり、ニンジン、カボチャ、さつまいもなどの黄色色素で代表されている（**図41**）。さらにこの化合物の仲間にはリコペンと呼ばれるものがあり、リコペンはトマトや柿の赤色の本体である。さらに多くの植物の黄色〜茶色を示す本体に、キサントフィルといわれる化合物があり、クリプトキサンチンやクロセチン、ルテインと呼ばれる化合物もその仲間である。

　ビタミンAはβ-カロテンが真中で真っ二つに切断された分子である（**図41**）。さらに、カロテンの類縁化合物にレチノール、レチノイン酸などがある。**表5**（p.29）に示したように、これらは一重項酸素（シングレットオキシゲン）と呼ばれる酸素分子の変形したもの（$^1O_2$）を消去する。$^1O_2$も代表的な活性酸素である。前にも述べたように、この一重項酸素は放射線（X線、γ線、紫外線など）が酸素分子（O_2）に当たると生じてくる。

　皮膚がんの発生は紫外線に当たりすぎることが主要な原因と考えられている。従って、皮膚がんの主要原因として一重項酸素を考えることができる。この立場からするとβ-カロテンは、皮膚がんの予防に有用といえる。それゆえ、β-カロテンもビタミンCもすべてのがんの予防に有効性があるであろうと多大の期待がもたれ、それを支持するマウスの発がん実験のデータも報告された。ところが、ヒトの生体ではそうはいかないのである。それについて次に述べる。この研究成果は、米国の医学雑誌『New England Journal of Medicine』誌（1994年4月14日号）に発表されたもので[6]、特に喫煙者の肺がんに焦点を当て、フィンランドでの約3万人の男性のヘビースモーカーを対象とした大規模なフィールドスタディの結果である。その結果、β-カロテン投与（日常の平均摂取量の2〜3倍量負荷）群では、がんになる頻度が低くなるどころか有意に高くなったのである（**図42**）。それはまた、前立腺がんなどの他のがん腫の発生率をも高めたのである。7年余りの間に肺がんの頻度はβ-カロテン添加群で18%も増加したのである。一方、ビタミンEは投

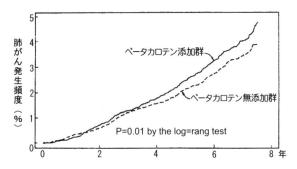

図42 ヘビースモーカー男性における β-カロテン添加食と
非添加食群における肺がん発生頻度 [6]

前者の肺がんは 18% 増となった。

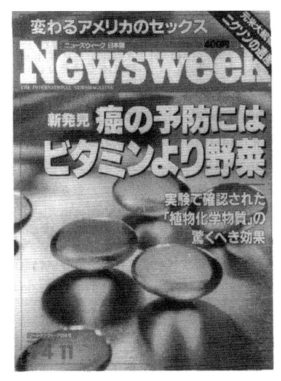

図43 ビタミンよりも野菜の有用性を特集してとりあげた
『ニューズウィーク』誌（1994年5・4/11）

与してもしなくても肺がんの頻度にはあまり差はなかった。

それより前、同誌の 1993 年 7 月 22 日号では、ヒト乳がんの発生に対するビタミン C、E、および A の大量投与の結果を報告しているが、ビタミン C も E もいずれの大量摂取でも予防効果はなかったという。A についてはむしろ少量は乳がんの頻度を上げるという。これら、あるいは他の研究も含め多くの研究から、ビタミン A や C は肺がん、乳がん、前立腺がん等の発生予防をしないばかりか、発がんを促進するという現実がわかってきた。ビタミン A（β-カロテン）、C などを単独で摂取するのは、少なくともがん予防に対して有用でないというわけである。

これに対して、緑色野菜や果物を多く摂る人ほどこれらのがんになる頻度が低くなることは、さらに数多くの疫学データから確実となっている。1994 年 5 月 11 日の『ニューズウィーク』誌は「がんの予防にはビタミンよりも野菜がよい！」という特集号を組み、ビタミンや植物由来の化学成分の有用性を解説し、多くの人に衝撃を与えた（**図 43**）。その後、閉経女性を対象にした大規模の疫学研究から、野菜と果物の多摂取者では、摂取量が多いほど発がん頻度が低くなることがわかった[7]。

その新しい考え方に至った実験的理論的根拠として、がん原性のあるものを、上述の酸素ラジカルの例のように、直接的に中和する成分のほかに、野菜等には間接的にがん化を抑える成分がいくつも含まれているというのである。それを**表 16** に示す。間接的な発がん抑制作用を発現するものの中には、発がん剤を分解する酵素を誘導するもの、イソフラボンのように発がん促進ホルモン（前立腺がんのアンドロステロン；乳がんのエストロゲンなど）の作用に拮抗して、それらのホルモン依存性のがんの増殖抑制、血管増殖抑制などの作用のほかに、免疫能を高める多糖（β-グルカンやマンナンなど）や葉酸、ビタミン D、ビタミン K およびカルシウムなどを多く含むことである。多くの固型腫瘍の成立にはすでに述べたように腫瘍新生血管の形成が必須の前提条件であるので、これを抑えれば固型がんの増殖は抑えられる！

これらの結論として、結局がん予防には野菜スープがよいということ

● 京都府立医大（生化学）の西野輔翼教授らは、βよりも α-カロテンのほうにがん予防効果があるという。

● β-カロテンを多く含むような食品は、α-カロテンも当然多く含まれている。自然食品のかたちで摂取するほうが複合防御作用が期待できる。

● β-カロテン（25mg/ 日）、ビタミン C（1g/ 日）およびビタミン E（400mg/ 日）添加により、有意の大腸がん（adenoma）の減少は見られなかったという報告もある[8]。

● β-カロテンのがん促進作用：この研究では、純品を食事に添加した点、β-カロテンを含む食品まるごとの摂取とは異なる点に留意されたい。

● 別の研究で、β-カロテンは乳がんのリスクを軽減するという報告もある[9]。この研究の場合は食品中の β-カロテン摂取量に基づき評価。つまり、付随的に他の成分が入ってくる点で、純品の β-カロテン添加食の実験とは異なる。α-カロテンやフラボノイドを、同時に摂取した結果によるとも考えられる。

● 紫外線により生ずる酸素ラジカルである一重項酸素の中和は、リコペンよりもルテインの方がより効率よく行われる。

● ビタミン K はカルシウムの利用効率を高める。

● ニンジンやパセリの葉には、特にカルシウムが多く含まれる。

● 野菜等にはビタミン C、A、E などのほかに、間接的にがん化を抑える成分も多い。フラボノイド、ポリフェノール、緑色野菜の葉酸、ビタミン K なども有用性が指摘されている（表 16）。

● 佐賀医大での長期比較対照試験で、メナテトレノンというビタミン K₂ アナログ（類似体）が肝がん再発を抑制することが示された[10]。

になる。

13.3　野菜でアンチエイジング──リコペンとルテイン

　厳しい食物戒律をもち、多くが菜食主義者というセブンスデイ・ア
ドベンチスト（Seventh Day Adventists）を対象にした調査で、頻繁に
トマトを食べる人たちほど前立腺がんになる人が少ないことがわかっ
た[11]。そして、別の大規模調査研究によって、前立腺がんに予防的に
働くのがトマトに含まれるカロテノイドのうちリコペンであることが示
された[12]。リコペンの作用の1つは抗酸化力であるが、そのほかホル
モンやサイトカインという物質を介した生体内の信号の伝達に関与し、
炎症抑制や抗腫瘍の効果を発揮する。

　そして、生のトマトより、加熱したものを食べるほうが利用効率がよ
い。トマトジュースに油を加えて1時間加熱したものを飲んだ後には血
液の中にリコペンが増え、加熱しないジュースではそうならなかった
という研究報告がある[13]。また、オリーブ油とパスタとゆでたトマト
（100℃、15分間）、あるいは生トマトを食べた後の血中成分濃度を比較
した研究でも、加熱調理したほうが血中の成分が多いという結果であっ
た[14]。リコペンの違いはわずかであったが、ナリンゲニン（フラボノ
イドの一種）、クロロゲン酸（フェノール類）の濃度は、加熱トマト料
理を食べた時に、その直後から明らかに上昇していた。この試験では、
生のトマト中の成分量が加熱トマトより多いことも確認している[13, 14]。
つまり、加熱調理によって成分の一部が失われたとしても、加熱後のほ
うがより多くの有効成分をヒトの体が利用できるということである。

　九州大学名誉教授の倉恒匡徳先生は、70歳を過ぎてから乾癬、白内
障に悩まされるようになったという。筆者の旧著『野菜はがん予防に有
効か：酸素ラジカルを巡る諸問題』の読後、野菜を加熱してミキサーで
すりつぶした自家製野菜スープを飲むようになり、いつのまにか白内障
は回復し、皮膚病の状態も含めて、体調がすこぶる良好であるというこ
とであった。参考までに、倉恒先生の便りの一部を *Data & Note*（p.147）

表 16　野菜と果物に含まれるがん予防成分

（A）直接作用

---

① オキシラジカルの中和成分

　（酸素ラジカル）= $O_2\cdot^-$、$ROO\cdot$、$\cdot OH$ などを中和する

　　（例）フラボノイド、ビタミン C、ビタミン K、ビタミン E、β–カロテン、イソフラボノイド、
　　　　　プロトカテキン酸、ヴァニリン（ヴァニリン酸）、シナモン、ビタミン B_2 など（す
　　　　　べての緑色野菜）、ケルセチン

② 細胞の修復などを促進

　　（例）葉酸、ビタミン B_6、ナイアシンなど（すべての緑色野菜、その他）

③ 発がん性ラジカル物質の中和

　　（例）硫化アリル（玉ねぎ、ニンニクなど）、イソチオシアネート

（B）間接作用

---

① 野菜中の成分が DNA に作用し、発がん成分を分解する酵素を誘導する

　　（例）スルフォラファンによるキノンレダクターゼやグルタチオン S–トランスフェラーゼ
　　　　　の誘導（ブロッコリーなど十字科植物に含まれる）

② 発がん促進ホルモンに対する阻害物質の存在

　　（例）p–クマル酸、クロロゲン酸
　　　　　（トマト、ピーマン、イチゴ、パイナップル、ニンジンなどに含まれる）

③ がん血管の増殖を抑制する物質

　　（例）大豆などのゲニステイン、イソフラボノイドなどは前立腺がんの抑制

④ 可溶性セルロース・セルロース・ヘミセルロース類など

　　（例）腸内細菌の善玉細菌の増殖促進による免疫力を高める。プロバイオティック作用が
　　　　　指摘されている。腸内細菌によるビタミンの産生（野菜、豆、いも）、
　　　　　ヘテロサイクリックアミンの吸着と排除。

⑤ ビタミン D_3、ビタミン K およびカルシウム（野菜、しいたけ、小魚、肝臓など）：肝硬変
　→　肝がんの発生を抑える。

● 前立腺には血液や他臓器に比べてリコペンが多く、ほとんどがシス型リコペンであ
　る[15]。食物中にはトランス型が圧倒的に多く、加熱によって一部がシス型になる。

● 前立腺特異的抗原（PSA）；前立腺がんに特異的な血中のタンパク成分であり、いわゆ
　る前立腺がんの腫瘍マーカー。この値が高い患者たちに、3 週間連続でトマトソース料
　理を食べてもらったところ、前立腺組織中の DNA ダメージ（酸化的傷害）を示す指標
　と血中 PSA が減少した[16]。

145

に紹介する。愛知県がんセンター名誉総長の富永祐民先生も同様の経験を述べられている（本書、推薦のことば、p.ix, x）。

　眼、特に網膜の黄斑部には、数百種類もあるカロテノイドのうちルテインとゼアキサンチン（およびそれらの代謝物）だけが存在する。水晶体などにも含まれているが、特に黄斑での濃度が非常に高い。光、特に短波長の光は強い酸化ストレスになるが、これらの色素は青色光を吸収し、それによる傷害を防止するとともに、抗酸化作用により白内障などに至る眼の老化を防いでいると考えられている。ルテインやルテインとほぼ同じ構造を有するゼアキサンチンは緑色の野菜に多く含まれており（**表17**）、白内障と加齢黄斑変性症を予防する効果がある。

13.4　かくれた黒幕的抗酸化成分——グルタチオン

　生体における酸化ストレスに対する防衛システムの最も重要なものは、グルタチオンとその合成系によって構成されており、体にもともと備わっている抗酸化力である。ポリフェノール、フラボノイド、カロテノイドのような植物成分は、それ自身が抗酸化能力を発揮すると共に、体本来の抗酸化力を底上げする。これらの植物成分は、グルタチオンの代謝や合成を行う酵素を誘導する。例えば、低濃度のフラボノイドが、遺伝子の転写活性を高め、γ−グルタミルシステイン合成酵素を誘導し、その結果として細胞内のグルタチオンが増えることが実験的に確かめられている[17]。ポリフェノールのような植物成分の多くは体にとっては異物であり、これを排除しようとし、グルタチオン−S−トランスフェラーゼ（GST）のような解毒酵素の働きが活発になる。GSTの働きによって、様々な物質がグルタチオンに結合する。これらの物質とグルタチオンとの結合物（抱合体）は細胞外に排出されるので、一般に細胞から様々な有害物質がこれによって取り除かれる。哺乳類の場合、抱合体は血中を移動し、腎臓まで運ばれ、さらに別の反応を受けて、胆汁中や尿中に排泄される。ブロッコリー、キャベツなどアブラナ科の植物に多いチオシアネート化合物は、発がん物質を活性化するチトクロームP450（CYP450）

Data & Note

● 九州大学名誉教授 倉恒匡徳先生からの手紙（抜粋）

（前略）さて、小生 84 歳にまもなくなりますが、先生に教えて頂いた野菜スープの
おかげで活き還った感じがいたしております。不治として諦めていた右目の白内障
が著しく軽快し、運転免許証の更新のための視力検査も楽に合格しました。最近発
表されました信頼できる臨床実験で、Lutein が黄斑変性や白内障の治療に非常に有
効であることが証明されましたので、小生の白内障が軽快したのも、Lutein の多い
緑色野菜を沢山使って作った野菜スープを、毎日たっぷり摂取したためであろうと
考えております。（後略）（2004 年 4 月）

（前略）医者の友人に白内障が軽快したと申しましても、誰一人信用してくれません。
挙句の果てに白内障ではないのだろうと疑われる始末です。そこで、九大眼科の石
橋教授に診察してもらい、白内障だと確認して頂きました。驚いたことには、その際、
Lutein を主剤とする某社のサプリメントが、大学病院の売店で売られているので飲
んでみてはと勧められたことです。眼科の専門家は白内障が Lutein で予防でき、か
つその軽症化に役立つことを良く知っておられるようです。（後略）（2004 年 5 月）

表 17　野菜と果物に含まれるカロテノイド類 [18]

	β-カロテン ($\mu g/100g$)	α-カロテン ($\mu g/100g$)	ルテイン ($\mu g/100g$)	β-クリプトキサンチン ($\mu g/100g$)
カラシ菜（調理）	2,700	0	9,900	0
ホウレン草（調理）	5,500	0	12,600	0
ブロッコリー（調理）	1,300	1	1,800	0
ニンジン（調理）	9,800	3,700	260	0
トウモロコシ（調理）	51	50	780	0
マンゴー（生）	1,300	0	0	54
パパイヤ（生）	99	0	0	470
カンタロープメロン（生）	3,000	35	0	0

● 植物由来ポリフェノール化合物は GST を誘導する。

の合成を抑制し、解毒作用のある GST の合成を促す（**図 44**）。

　グルタチオンの有する抗酸化活性はよく知られているが、これが食品から摂取され、腸管から吸収され、血中へ移行することも知られている。グルタチオンは 2.5 mg/g（乾燥重量）以上のものなら有意に血漿へ移行することが明らかにされている。グルタチオンは緑色野菜のパセリ、ブロッコリー（白色部の花のほう）、ホウレン草に大変多く含まれている（12–16 mg/100g）。獣肉の豚肉、牛肉、鳥肉には高い含有量（5–17 mg/100g）。緑色ピーマン、トマト、ブロッコリー（茎）、カリフラワー、ジャガイモには中程度含まれている（4–7 mg/100g）。しかし、バター、ミルク、食物油（コーン）にはほとんど含まれていない。オレンジやミカン類は中程度であるが、リンゴ、バナナ、モモにはその含量は少ない。また、加熱で含量は 20〜60％低下するため、プレ・クックの缶詰やレトルト食品は少なくなっており、化学的にもとのグルタチオンには戻らない化合物になっているようである。いずれにしろグルタチオンは水溶性であるから、調理後は煮汁の溶液のほうに含まれている[19]。

　グルタチオンは、脂質過酸化物の抑制作用のうち、リノール酸のアルキルパーオキサイドラジカルの中和力は、トコフェロールよりも優れている[20]。同様の作用はプロブコール（医薬品名ロレルコ、大塚製薬）といわれる化合物も強いが、このものは抗脂血症、抗動脈硬化（コレステロール）剤として承認された薬であるが、最近、プロブコールは抗潰瘍剤としての適応承認がとられている。一方、グルタチオンはまた医薬品として、肝炎、慢性肝炎、老人性白内障、角膜潰瘍、口内炎など炎症、薬物中毒、皮膚炎などの治療薬として承認されているものである。その処方量は 1 日 100〜300 mg であり、日常的に野菜から摂取する量 3〜130 mg（米国人の平均）と大差がない。むしろ、野菜などから摂取している量がいかに多いかと言える。

　このように、これらグルタチオンやプロブコールなどの脂質ラジカル中和活性は、いずれも炎症や潰瘍の治療薬として利用され、がん予防の作用も考えられると言える。グルタチオンは腸管上皮細胞内に取り込ま

● グルタチオンは、アミノ酸であるグルタミン酸、システイン、グリシンが結合したトリペプチドである。

● 酸化ストレスに対する防衛力は、加齢に伴い次第に衰えるが、血液中の還元型グルタチオンの濃度も低下する[21]。

● 本来、ヒトの体の成分とはならないものを摂取した時には、吸収直後から排泄しようとする働きが始まる。薬物代謝酵素あるいは解毒酵素と呼ばれる一群の酵素によって、尿中や胆汁中に排泄しやすいように成分を変化させる。この過程で発がん物質が生じることもあり、解毒・排泄が促進されがん予防の効果があることもある。第 1 相および第 2 相酵素誘導のバランスが発がんのリスクファクターとして重要である。植物由来の成分のもつ発がん作用としての働きの 1 つが、第 1 相酵素の抑制、第 2 相酵素の活性化である。

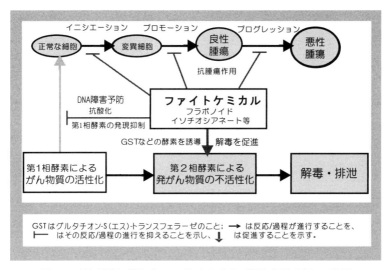

図 44　がん予防に果たすファイトケミカル（植物化学成分）の役割

れ、LOO・が血中へ運ばれることも抑えるようである。グルタチオンは
腸管での抗脂質ラジカル作用を発揮するだけでなく、抗発がん作用が昔
からよく知られている[22]。このことからも、重要ながん予防成分とし
て考えられるべきであろう。それにしても、野菜・果物に多量のグルタ
チオンが含まれているわけであるから、そのような野菜・果物を摂取す
ることはこの観点からも重要と言える。

文　献

1) Carr A & Frei B, Am J Clin Nutr 69, 1086–1107 (1999)
2) Levine M *et al.*, PNAS 93, 3704–3709 (1996)
3) Herbert V *et al.*, Stem Cells 12, 289–303 (1994)
4) Herbert V *et al.*, J Nutr 126, 1213S–1220S (1996)
5) Podmore ID *et al.*, Nature 392, 559 (1998)
6) The alpha-tocopherol, beta carotene cancer prevention study group, N Engl J Med 330, 1029–1035, (1994)
7) Zang S *et al.*, J Natl Cancer Inst 91, 547–556 (1999)
8) Greenberg EG *et al.*, New Eng J Med 331, 141–147 (1994)
9) Holmberg L *et al.*, Arch Internal Med 154, 1805–1811 (1994)
10) Mizuta T *et al.*, Cancer 106, 867–872 (2006)
11) Mills PK *et al.*, Cancer 64, 582–590 (1989)
12) Giovannucci E *et al.*, J Natl Cancer Inst 87, 1767–1776 (1995)
13) Stahl W & Sies H, J Nutr 122, 2161–2166 (1992)
14) Bugianesi R *et al.*, Eur J Nutr 43, 360–366 (2004)
15) Clinton SK *et al.*, Cancer Epidemiol Biomarkers Prev 5, 823–833 (1996)
16) Chen L *et al.*, J Natl Cancer Inst 93, 1872–1879 (2001)
17) Myhrstad MC, Free Radic Biol Med 32, 386–393 (2002)
18) Hankin JH *et al.*, In L M Canfield, NI Krinsky & JA Olson eds; Carotenoids in Human Health, Ann NY Acad Sci 691, 68–75, (1993)
19) Wierzbick GT, J Food Comp Analysis 2, 327–330 (1989)
20) Akaike T *et al.*, J Agr Food Chem 43, 1864–1870 (1995)
21) Lang CA *et al.*, J Lab Clin Med 120, 720–725 (1992)
22) Miller EC & Miller JA, Cancer (1981) 47, 1055–1069

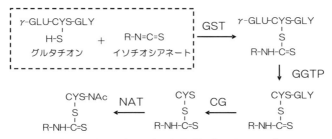

図45　イソチオシアネートとグルタチオンの反応

GST；グルタチオン–S–トランスフェラーゼ、GGTP；γ–グルタミルトランスペプチダーゼ、
CG；システニルグリシナーゼ、NAT；N–アセチルトランスフェラーゼ

● アブラナ科の植物に含まれるイソチオシアネート化合物は、第 2 相酵素を誘導するだけ
でなく、それ自身がグルタチオン–S–トランスフェラーゼの基質である。

● アブラナ科（*Cruciferae*、十字科）の野菜：西洋ワサビ、カブ、キャベツ、ハクサイ、メキャ
ベツ、ダイコン、タカナ、カラシナ、ナタネ、クレソン、コマツナ、ミズナ、カラシナ、
ブロッコリー、カリフラワー、ケールなど。カブ属（*Brassica*）はこの科の植物である。

● グルタチオン合成酵素系である GST、さらにチオレドキシン、グルタレドキシン、パー
オキシレドキシンのようなチオール含有の酸化還元タンパク質から成る系が、生体の抗
酸化システムの主役である。

● ビタミン C の合成にはグルタチオンが消費される。ヒトがビタミン C の合成能力を失っ
たのは、先祖の霊長類が暖かいジャングルでビタミン C が豊富な果実を食べていたか
らというわけではなく、より重要な物質であるグルタチオンを温存するためであったか
もしれない、という考え方もある。それほどグルタチオンという物質は、活躍の場が多
岐にわたる重要な物質である。

14. 生活習慣・食生活とがん
——がんの**7**割は避けられる？——

　アラバスター博士らは、食習慣を変えればがんの70％は予防できるという（O. アラバスター著『がんは予防できるか』高山昭三監修・西谷・佐藤訳、共立出版（1990））。この数字はやや高すぎるとはいえ、生活習慣が、ヒトのがん発生頻度に最も大きい要因であることは今日でも信じられている。その例として、喫煙者あるいは副流煙を長期にわたって吸ってきた人に肺がん、咽頭がん、食道がんその他多くのがんが非喫煙者よりはるかに高いこと、噛みタバコを常習しているインド、パキスタン、カスピ海沿岸地方の人々に舌がん、口腔がんが多いことなどである。

　また、遺伝的背景よりも食生活などの生活習慣が、がんの発生頻度をもっと強く決定づける例として、日本人移民におけるハワイやカリフォルニアの日系1、2、3世におけるがん腫の発生でみると、世代を経るに従って、白人の生活習慣に近くなるとともに白人のがん腫の発生状況と類似してくる点が指摘されている。例えば乳がん、肺がん、前立腺がんの頻度が上昇し、日本人に多い胃がんは母国の日本人よりもはるかに減少している。ちなみに日本の年間のがん患者数は約53万人（1999年罹患数推計値）、それに対し米国人は約140万人（2006年罹患数）で、人口1億人当たりでは、各々41万人と46万人である。

　米国では黒人のほうが白人よりがんが多く、また禁煙の効果のせいか、肺がんが減少傾向にあり、総数でも減少傾向がはっきりしてきたが、日本ではいまだに肺がんは増えている。**図46**に示したように、日本人におけるがん発生頻度は1950年以降上昇が続いており、1980年以後は国民の死因第1位である。この背後には日本人の寿命が長くなっていることが原因の1つであると考えられる。老人になるほどがん死が増

Data & Note

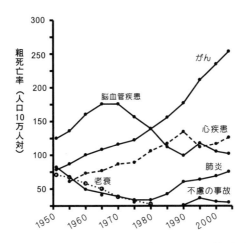

図 46　日本人における人口 10 万人当たりの死因別年次別変化
（厚生労働省・人口動態統計より）

● 食習慣を変えればがんの 70％は予防できるという。しかし、最近はこの数字がかなり小さくなったのではないかと言われる。その背景には、ここ 100 年あまりの間に出現した莫大な種類の新規化学物質の影響、オゾン層の破壊による紫外線曝露の増大などの環境問題がある。消化器系のがんは、より食事の影響を受けやすく、喫煙者をその集団に加えるかどうかで大きく異なる。

● 平成 19 年 4 月より、「がん対策基本法」が施行され、日本の禁煙対策も本格的になった。

● 喫煙によって促進されるがん：肺がん（今では日本人のがんで最多のがん）、咽頭がん、食道がん、口腔がんなど

● 心疾患死亡者の多くが喫煙者

● 米国での喫煙人口データ[1]
　　○ 喫煙者、成人の 25％（男・女ほぼ同数）
　　○ 人種別喫煙人口（％）順：黒人＞アメリカ・インディアン＞その他有色マイノリティ＞白人、（また、低学歴＞高学歴）
　　○ 成人（35〜64 歳）の死因の 1/4 はタバコに関連している
　　○ がん死患者の約 1/3 がタバコが原因

えるからである。21 世紀に入ってから日本人の 2 人に 1 人は生涯にが
んになるという。

　ヒトの生活環境におけるがんの原因として、以下にその例を示す。

　(1)　日光の照射の多い米国南部諸州のサンベルト地帯や、海抜 1,600 m
近くのコロラド州デンバー市などでは、ふりそそぐ紫外線量が北部のミ
ネソタ州やウィスコンシン州よりはるかに多いために、皮膚がんの頻度
が数倍高いといわれている。

　(2)　大気に地中から放出される放射性のラドンガス等が有意に高いと
ころでは、肺がんの頻度が高くなるといわれている。米国のある地方で
は、地中から放出されたラドンガスの放射能が有意に高く、付近の住民
が肺がんになる恐れがあるとのことで、立ち退きになった例などがある。

8.4 p.88 に述べたように、鳥取県の三朝温泉では、環境中に放射性の
ラドンガスが検出されることから、その付近の住民には肺がん患者が多
発する可能性があるということで、何回か疫学調査がなされたが、その
ような傾向はなく、この低いレベルの放射線量ではむしろホルミシス効
果によって、体によいと考えられてる。オーストリアのバード・ガスタ
インの鉱山の鉱道跡は放射線浴のため多くの人が集まっている。

　(3)　カビ等の産生するアフラトキシンなどの汚染食品の例が考えられ
る。昔、ベトナムから輸入された米が黄色になっていた（黄変米）のは
その例である。輸入トウモロコシやピーナッツが汚染されている例は相
当な頻度である。従って、農水省の食品監視システムは、国民の食の安
全を守るうえで極めて重要である。アフラトキシンは肝がんなどの強力
な原因物質であるが（前述）、焙煎で大半が分解するともいわれている。

　(4)　タバコの煙と同じく、よく研究されていて肺がんとの因果関係が
考えられるものにディーゼルエンジンの排気ガスがある。その成分には
5,000 種もの発がん性の化学物質があるといわれている。産業医大の葛
西宏教授と国立がんセンターのグループは、ディーゼル排気ガス中の微
粒子が、酸素ラジカルを水系や生体系で生じ、それが DNA に傷害を与
えることを報告している。タバコもそうであるが、ディーゼル燃料由来

● 喫煙者と非喫煙者の口腔粘膜のバイオプシイ標本を用い、その細胞における DNA の切断の程度をみると、ヘビースモーカーほど DNA 切断が高頻度にみられていた[2]。つまり、タバコの煙中の成分が DNA 切断を引き起こしたわけで、当然喫煙によって突然変異やがん化の可能性が高くなることが示唆されるのである。

● ヨーロッパでは、ディーゼル車は燃費が良く、二酸化炭素排出量が少ないため環境にやさしいとシェアを拡大中である。ヨーロッパの軽油は硫黄含有量が低く、質が良いため、日本の軽油に比べると排気ガスがクリーンである。

● がんの原因となる諸例：最も高頻度なものは「慢性感染・慢性炎症」と著者らは考える。それ以外に：日光の照射、農薬、アフラトキシン等カビ毒の汚染食品、喫煙（副流煙）、ディーゼルエンジンの排気ガス、各種金属の過剰摂取（鉄・銅・ニッケルなど）、煙突のすす、アスベスト粉塵。

● 農薬の使用基準には、使用対象となる作物の種類、使用量のほかに使用時期というものがある。「収穫の何日前、あるいは何十日前までの使用を認めるがそれ以降は使用すべきではない」というようなルールであり、基準を守って使用すると、収穫した作物に残留する農薬が基準以下になる。問題は適正な使用がなされたかどうかである。薬剤を販売しても使用法についての説明がないという、売りっぱなしの現状が長らく続いたのではなかったかと懸念する。ここで問題にしたいのは、遺伝子組み換え作物（GMO、genetically modified organisms）で、これは本来は雑草を死滅させる除草剤の散布により、草取りの人手を省く目的のために遺伝子組み換えがしてあるが、作物が農薬耐性になっているので残留農薬は食物から体に吸収され、以下の問題を呈している。くり返し大量の農薬を散布することになり、それが土壌に蓄積し、作物に残留してくることである。

● 1970 年代に登録失効した有機塩素系農薬は、現在でもヒトの血液、胎盤、母乳から検出され[3-5]、海洋動物や家畜の脂肪組織からも検出される[6-8]。現在使用されている様々な農薬とその代謝物も、人の血液や尿中から検出されている[9,10]。また、一般家屋の室内空気からも殺虫剤が検出される[11]。わずかな量であっても複数の物質を長期にわたって摂取させられている現状に問題がある。多くの場合、低濃度での慢性曝露がどれほどの健康被害をもたらすのかどうかわかっていない。ラウンドアップについては、米国、ヨーロッパで大きな問題になっている。（次頁、一口メモ参照）

の重金属や、炭素粒子とタール成分などの芳香族化合物を含有する微粒子が、酸素ラジカルの発生源となっているとする考え方は極めて妥当といえる。そのような重金属として、ニッケル、コバルト、銅、カドミウムがある。これらの金属が水溶液に存在すると・OH ラジカルなどを生じ、DNA 損傷を促進することはよく知られている。

(5) 職業病的な観点からすると、古くは煙突のすすを多量に吸入していた英国の煙突掃除人の膀胱がん、鉱山労働者とくにウラン鉱山や、アスベストの粉塵曝露者における肺がんや肺線維腫、中皮腫などの高い発生率はよく知られている。昔の化学工場の色素などもその可能性が指摘されたが、現在では労働環境が整備され、そのようなところは少なくなっていると思うが、道路でまきちらされるディーゼルエンジンの排気ガスは困ったものである。

(6) さらにマスメディアでよく騒がれているものに、農薬や食品添加物がある。この点に関し、カリフォルニア大学の化学発がんの世界的大権威者であるブルース・エイムス教授は、多くの野菜、穀類などの食品が農薬や防腐・防カビ剤によって普通許容された程度に汚染されたことによって生ずるがんの可能性よりも、植物そのものが本来有している化学物質のほうが、10,000 倍以上もがん原性が強いことを強調している。それは多くの植物が細菌、カビ、昆虫などの侵入に対し、殺菌的、静菌的、忌避活性成分などの複雑な化合物を、自己の防御的な目的のために多く産生しているからである（注、p.157, 159、一口メモ参照）。

これらの植物体内に内因的に作られた物質でさえも、それがまた動物体内に入れば他の化学物質と同じように、遺伝子に対しても影響を与えるものがあるということである。この立場からすると、収穫後の農薬処理（ポストハーベスト・トリートメント）を除けば、多くの農薬の現今の安全基準を守った食品は安全なのだということになる（15 章「ポジティブリスト」の項参照)。

このような議論の最中に、図 47 にある驚くべきデータを著者は見出した。すなわち、胆管・胆のうがんの頻度がわが国においてのみ、ずば

（注）**一口メモ：**

本来、農薬への安全性はいわゆる細胞毒性（細胞の殺傷、増殖の抑制、生育阻害、がん原性／変異原性などのない濃度を規準に、その 1/100 の濃度とかの安全係数を考慮して設定されている。ところが、近年、獣肉中に残存するホルモンや農薬の成分に女性ホルモン作用や、うつ病、引きこもり症候群、精神科領域の作用のあることが見出され、さらにそれが母体から胎児に移行残存して、本来の細胞毒性とは全く異なった別の生理作用としての副作用が見出され、欧米では大問題となっている。さらにまた、ビールやソフトドリンクの缶の内装材のペイント（BPA）や除草剤ラウンドアップ® がとくに有名である。ラウンドアップに関しては、ドイツでは最近（2020 年 7 月）、バイエル社が被害者に 1 兆 1150 億円支払って、和解が成立しているが、我国のメディアはなぜか沈黙している。米国における多数が訴訟中である。

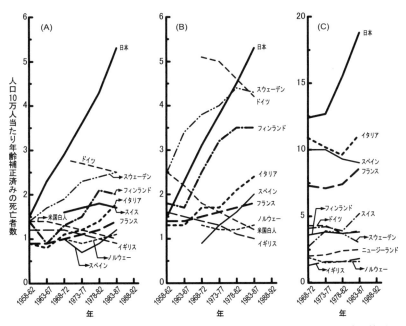

図47 国別年次別胆のう・胆管がん（男、**A**）、（女、**B**）；および肝がん・肝内胆管がん（男、**C**）の人口 10 万人当たり年齢補正後死亡者数（縦軸）[12]

抜けて世界のどの国よりも激増傾向にあることである。それも 1960 年代から二十数年間その増加傾向が続いていて、いまも増加している。これに関連して 1994 年 6 月に新潟大学医学部衛生学教室より、信濃川流域の米作地帯で、胆のう・胆管がんが高頻度で見出され、どうも稲作に用いている農薬が原因であろうとのこと（推論）であった。ということは、プレミアムつきのコシヒカリにも、万が一にも恐ろしいがん原物質が残留しているのではないかという危惧を抱かざるをえないことである。あるいは水田から流れ出た農薬の上水道（飲料水）への混入によるのかもしれないが。幸い関係官庁より、その特定の農薬の出荷・製造の見合わせが研究結果発表の 1〜2 日後に出されていたので、もしこの仮説が事実だとすると、今後このがんは減少すると思われる。胆管・胆のうがんは、膵がんなどと並んで最も治療の難しいがんの 1 つであるが、このようながん原性物質の氾濫は困ったものであり、少しでも疑いのあるがん原性物質は遠ざけるにこしたことはない（p.159、注、一口メモ）。

　以上のような種々雑多の環境性がん原性要因は、多くの場合酸素ラジカルを介しているわけであるから、いずれにしてもラジカル中和性食品の摂取を心がけることが大切であろう。

　さらに、タバコの禁煙運動に比べディーゼルの規制がわが国では今一つ盛り上がっていないのは問題であると考える次第である。しかしながら、近年になって、東京都は国の基準より厳しいディーゼル規制実施するようになり、政府も自動車産業においてもより厳しい規制と、さらにエンジンの性能の向上で大巾に改善されてきたことは好ましい。今後は電気自動車などへの変更もあって、なおのことこの心配はなくなってきていると云える。

　ディーゼルエンジンやガソリンエンジンの排気ガス中の NOx は主として呼気として呼吸器にとり込まれるが、雨や水に溶ければ大半は大気から土壌に入っていく。

　また、それとは全く別のルートから、NOx が口から体内に入ってくることがある。それは飲料水からである。農場で用いられる窒素肥料、

(注) **一口メモ**：

　2020年3月19日から9回にわたって週刊新潮に掲載された奥野修司らの調査報告によると、日本の農薬使用基準の安全域はEU、とくにフランスの100倍〜1000倍もゆるく、ヨーロッパからみると野放し状態といえるほどゆるい。これは日本の放射線の安全性は国連の国際放射線防護委員会（ICRP）/ 国際原子力機関（IAEA）の提唱よりも100倍きびしいのとは逆の様子である。農薬、ホルモン剤、抗生物質も日本は極めてゆるい規制である。奥野氏の「実は農薬大国ニッポン」シリーズ参照。

● 図47のように、日本人のみが胆管・胆のうがんの発生頻度の急激な上昇を示している事実と、それに対する農薬説の仮説に誤りがあるとすると、それは、

　① 臨床の場で、これまで検出・診断が困難であったのが、より容易（例えばCTスキャンの出現）となって、より早期に発見される頻度が増えた。

　② 病理学者のレベルあるいは興味が高まって、これまで他の疾患としていた病因論（がんの診断）が、これらのがんと診断するようになった。

　③ その地域の医師が、以前は無関心であったが、最近は注意深く診るようになったため、などが考えられる。

● 飲料水の環境基準は、最近の高感度の分析機器の出現以前に設けられているので、今日の農薬（除草薬、殺虫薬）の汚染の検出には適性を欠くといえる。米国ではこの問題が社会問題となっている。

● 種々雑多の環境性がん原性要因は多くの場合、酸素ラジカルを介しているわけであるから、いずれにしてもラジカル中和性食品の摂取を心がけることが大切である。

尿素肥料、硫安などアンモニア系肥料は、土壌細菌によって硝酸イオン（NO_3^-）として植物に吸収され、植物の栄養素となる。ところが、田畑の土壌がもつ窒素肥料を保持する能力以上に窒素肥料を与えると、過剰分が下流の河川、あるいは地下水の飲料水の水源に流出する。この NO_3^- が上水道に入ってきて公衆衛生上問題となることがある。なお、現在のところわが国では、硝酸／亜硝酸イオンは通常 30ppm までが許容されている。

　NO_2^- や NO_3^- は、肥料や排気ガスなど、人為的な原因だけとは限らない。夏空に発生する雷（稲妻）は、大気と地面との間に生ずる静電気の高電圧に基づく放電であるが、そのときの温度は 30,000℃ まで上がるという。また、1回の放電（稲妻）によって約 4kg もの NO が生ずるといわれており、全地球上では何と 1,200 万トンにもなるという。これは、空気中の N_2（窒素）と酸素が反応して生じるもので、概ねディーゼルエンジンで生じているのと同じメカニズムであるが、人の多いところで排出されるディーゼルの NOx は、局所的に人の呼気に入りやすいという点で、生理学・生化学的に両者は全く違うものである。

　NO、NO_2^- を含む NOx は、これまで最悪の物質のように思われているが、ディーゼル排気ガス中の微粒子（タール成分や金属酸化物を含む）のほうが、より悪者であり、NO、NO_2^- は 6 章 2 節や 4 節に記したように、近年その有用性が指摘されている（p.60〜67）。この点では大気中に、とくに中国方面からくる PM2.5 がより重要な健康問題といえる。

　また、焼畑農業など大規模なバイオマスの燃焼によって、地球上では稲妻とほぼ同量の NOx が生成していると推定されている。なお、通常の大気中の NO の 20％は稲妻放電、21％はバイオマスの燃焼、37％が石炭・石油などの化石燃料の使用によってできるといわれている[13]。

　一般的に 19 世紀より、肉や魚の燻製に亜硝酸ナトリウム（ソーダ）が用いられている。ハムやベーコンなどには肉の赤身を強調し、かつ変色しないよう安定にするために添加されており、食品添加物としても承

● 雷の放電も NO を発生させる。

● 漢方に、亜硝酸ソーダを含む硝石は薬として記載されている。

● 赤身の肉は主としてミオグロビンを主体とした筋肉タンパク質とみなされる。

● ミオグロビンは分子内にヘム鉄をもっており、この鉄と NO が結合してメトミオグロビン（NO ミオグロビン）となり、安定した赤色を示す。

● NO・ヘム結合体は可逆的に NO を遊離・放出する。

● 亜硝酸の水溶液は、容易に酸化され硝酸イオンとなる。

認されている（前述）。この成分、あるいは酸化された硝酸イオンに、抗菌・防腐作用が期待される。その赤い色調が濃く安定化するのは、亜硝酸イオンがヘモグロビンや筋肉タンパクのミオグロビンのヘム鉄を酸化し、メトヘモグロビンやメトミオグロビンとなるためである（そのNOヘモグロビンやNOミオグロビンとなりこれらは変色しない）。このヘム鉄は酸化されて酸素結合能力がなくなる。そのため極端に多量のハムやベーコンを食べすぎると、NOの供給過剰となり、中毒症状を呈する人もまれにいるといわれている。その症状は頭痛、耳鳴り、血圧の低下、吐き気、嘔吐などである。青色色素のメチレンブルーにはヘムの酸化型を還元しもとに戻す作用があるので、酸素吸入とともにこのような症状に対する治療剤となる。

　ニトログリセリンや亜硝酸アミン、さらにはタバコの煙で同様の症状が出るのも同様の理由と考えられるが、タバコの煙にはもちろん、NOと類似の作用をする一酸化炭素（CO）、さらに薬理作用の強いニコチンや、ニッケルその他の重金属、タール成分や芳香族化合物など、とり上げたらきりがないほど多くの化合物ががんに関与しているのはよく知られた通りである。

　余談になるが、米国のフィラデルフィア市にある印象派絵画のコレクションで世界的に有名な「バーンズコレクション（美術館）」の創立者のバーンズ博士は、硝酸銀（$AgNO_3$）を基材とする新生児用目薬（消毒薬）を発明し、その特許料で財をなした。抗生物質出現前1940年代以前は世界中に出産に伴う淋病、その他の眼の産褥感染が大変多く、失明者が相当数発生し、社会的問題の1つであった。それをこの硝酸銀の点眼薬が解決した訳である。

　前にも記したように、がん原性の強いニトロソアミンは亜硝酸イオンと二級アミンが反応してできることから、長期にわたり硝酸イオンや亜硝酸イオンの摂取を避けることは賢明と考えられていたが、胃がんの主原因がピロリ菌の慢性感染ということもあり、また、別の多くの研究から亜硝酸ソーダの有用性についての報告も近年数多くなっており（前

一口メモ：ダイコン時の医者いらず

　明治以前のわが国で、食卓に欠かせない食材の１つがダイコンであり、「ダイコン時の医者いらず」ということわざがある。現在流通しているものの大半は青首ダイコンだが、日本全国の各地域に特有の在来種は、甘みに富むもの、辛味が強いものなど、味も多様、形も多様であった。色も白系のほかに赤系がある。

　2005 年に、日本の食材 9 品目が初めて国際スローフード協会（本部イタリア）が進める「味の箱舟」計画に登録された。スローフード運動とは、スローな生活、食卓を大切にしようというものであり、1980 年代にイタリアで始まった。「食の均質化」、お手軽な「ファーストフード」と「ファーストライフ」とは対極にある。「味の箱舟」は、絶滅が危惧される伝統的な食材、地域における食の多様性を未来へ守り伝えようというプロジェクトである。登録された 9 品目のうちの 2 品目がダイコンで、安家ダイコン（岩手）と花作ダイコン（山形）である。いずれも青首ダイコンとはだいぶ異なり、硬く繊維質に富み、辛みが強い。花作ダイコンに至っては苦みがある。その他にも、鷹ヶ峰ダイコン（京都）、松館しぼりダイコン（秋田）、あさぎダイコン（会津）のように非常に辛いものが日本各地にある。

　この辛みや苦みもまた、ダイコンが病原菌の害から我が身を守るためのものであり（ファイトアレキシンという）、皮とその近くの形成層に多い。辛み成分は、イオウ化合物のイソチオシアネートである。ダイコンをおろすと、組織が破壊され、辛みの素シニグリンに酵素ミロシナーゼが作用してできる。抗炎症作用を有し、がん予防にも期待されている。がん原性物質を活性化して発がん物質に変える酵素を阻害するほか、解毒を促進することが示されている。

　ダイコンにはアミラーゼ（でんぷん分解酵素）などの消化酵素が含まれているが、酵素は加熱すると効力を失うので、おろして食べるというのはダイコンの特性を引き出すという優れた食べ方である。焼き魚にダイコンおろしという組み合わせは、消化を助けるという以外に、肉や魚の焼け焦げの中のがん原物質（ヘテロサイクリッククアミン）の毒性を、ダイコンおろしのビタミン C で中和し、イソチオシアネートで解毒するという意味で合理的である。

配糖体シニグリン（グルコシレート）

↓ ミロシナーゼ

イソチオシアネート ＋ HSO_4^- ＋ D-グルコース

掲）、この心配は無用と思われる。

　米国では、スーパーの野菜やレストランのサラダバーの野菜に硝酸カリウム（KNO₃）などの希薄溶液をスプレーして新鮮さ、みずみずしさを与えるようにしているが、その是非をめぐって、かつて議論がなされたが、現実には問題はないといえる。

文　献

1)　Bartecchi CE *et al*., Sci Am 272, 44–51 May (1995)
2)　Stone JG *et al*., Cancer Res 55, 1267–1270 (1995)
3)　Hanaoka T *et al*., Sci Total Environ 286, 119–127 (2002)
4)　Konishi Y *et al*., Arch Environ Contam Toxicol 40, 571–578 (2001)
5)　Volkamp K *et al*., Sci Total Environ 331, 157–175 (2004)
6)　平間祐志他 , 道衛研所法 45, 28–33 (1995)
7)　片岡ふみ他 , 山梨衛研年報 48, 5–8, (2004)
8)　長南隆夫他 , 道衛研所報 55, 37–44, (2005)
9)　Cerrilo I *et al*., Environ Res 98, 233–239 (2005)
10)　Whyatt RM *et al*., Environ Health Perspect 111, 749–753 (2003)
11)　斎藤育江他 , 東京衛研年報 53, 191–198 (2002)
12)　富永佑民他編、Gann Monogragh No.41, p. 224, 日本がん学会／学会出版 (1994)
13)　Richter-Addo GB & Logzdirs P, Metal Nitrosyls, Oxford University Press, NY, Oxford (1992)

一口メモ：高度精製食用油の問題解決法（本文 p.124〜127, 図 48 参照）

　　大規模工場で製造された高度精製食用油は無色透明であるが、精製工程で、多くの抗酸化成分はなくなっており、酸化し易い油になっているのである。我々は、市販の安価なキャノーラ油（多分に GMO ナタネ油）を原料にして、簡単に抗酸化能を付与する方法を開発した。広口の 3〜5 リットルのガラスジャー（梅酒などを調製するときに用いるもの）に約 2 リットルのキャノーラ油を入れ、それに乾燥した野菜など（例えばホウレンソウ（そのままでも粉末でもよい））、トマトジュースの搾りかす、赤ワインの搾りかすなどの乾燥物（約 5% w/w）（約 50〜100 g）を加え、密閉し、冷暗所に静置し、ときどき（2〜3 日に 1 回）撹拌し、2〜3 週間経つと、ホウレンソウ（0.5% w/w）の場合は油はきれいな緑色になる。トマトの場合はオレンジ色になる。これらの油は、エクストラバージンオリーブオイルと同様か、それ以上の抗酸化力もあり、ルテイン（ホウレンソウ）やリコペン入り（トマト）がエンリッチされたハイグレードな油になっている。

（文　献：H. Maeda, T. Sato, W. M. Islam, Preparation of function-enhanced vegetable oils, Functional Foods in Health and Disease 6, 33–41 (2016). なお、本文献は、雑誌 "Functional Food in Health and Disease" の "Best paper of the Year" に選ばれ、表彰されました）

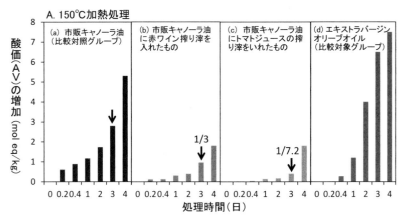

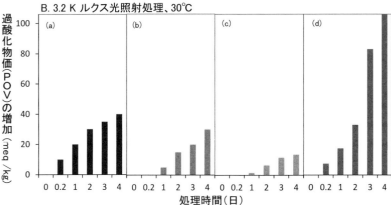

図48 高度精製により機能性が低下した食用油の機能性の増強：熱と光による油の劣化の防止

上のグラフ A. は150℃の調理温度における食用油の酸価（つまり変質）をみたものである。一般の食用油（a,d）は時間とともに徐々に酸価が上昇する。一方、ワインの搾り滓やトマトジュースの搾り滓（各5% w/w）、あるいはほうれん草（0.5% w/w）等の乾燥物を油に加えて室温で2週間ほど放置すると、抗酸化成分など有用成分が油に移行し、機能性が強化される。これらの食用油（b,c）は、一般の食用油より約3〜8倍も酸価の上昇が抑えられる。下の B. は、3.2 K ルクスの光を照射し、光による過酸化物価（POV, つまり劣化度）をみたものである。市販のキャノーラ油（a）は5〜6時間しか耐えられないが、機能性を強化すると約2〜3倍も過酸化物価の上昇が抑えられている。エキストラバージンオリーブオイル（d）は熱と光に対して半日位までは持ちこたえているが、その後は急激に劣化する。表紙袖裏に示した上記の機能性を増強した油のカラー写真を参照されたい。

15.　環境汚染と食品の安全性

——オーガニックフードの隆盛——

　まず、ある物質が毒になるか薬になるか、それは一に摂取量によって
いる。食塩もタバコも排気ガス中に含まれるベンゼンも、大量・長期摂
取は大変な毒になることは間違いない。反農薬提唱者は、自然物はすべ
て安全で人工合成物はすべて危険だと考えて、農薬や防腐剤をも嫌うよ
うである。しかし、先にも触れたように、カリフォルニア大学のエイ
ムス教授は、現在使用されている農薬や防腐剤の許容残留濃度は安全
であって、むしろ自然界の植物にもともと含まれている成分の中には、
千倍も万倍も危険なものがあるという [1]。黄変米の原因である黄カビ
(*Aspergillus flavus*) の産生するアフラトキシンなどは確かにそのような
ものであり、そのカビ毒のほうが防黴剤の発がん性と比べ、比較になら
ないほど危険であることは正しい論拠であろう。

　また、一般に広く用いられている食品の防腐剤、例えば安息香酸はそ
の安全性が多面的に知られており、その有用性ははかりしれない。防腐
剤は食中毒の防止はもちろんのこと、加工食品の腐敗を防止し賞味期間
を大幅に延長している。

　さらにまた、多くの加工食品に添加されている抗酸化剤のビタミン C
（アスコルビン酸）、ビタミン E （トコフェロール） や BHA （ブチルヒ
ドロキシアニゾール） および BHT （ブチルヒドロキシトルエン） など
は、脂質の酸化防止に対して大変有用であることは間違いない。それら
は間接的に、がん化や循環器疾患の可能性を抑える結果となろう。酸化
防止という点では、ビタミン類よりも BHA と BHT のほうが圧倒的に
効力が強いが、ほとんどの食品では消費者の嗜好にあわせてこれらを使
用していない。ヘルシーなイメージをもつビタミン C、あるいは E を

● 16世紀のオーストリア／スイスの医者（外科医）／薬理学者である Paracelsus（パラケルスス）は「The dose makes the poison」——つまり、ある物質が薬になるか毒になるかは「量次第」と言っている。

● 腐敗、つまり微生物の繁殖を抑えるために、食品を加工するということは古くから行われていた。腸詰（ソーセージ）を作る際に使った岩塩に混入していた硝石、亜硝酸、燻製を作る際の燻煙の中のフェノールなどが腐敗を防ぐ成分である。この成分を単独利用すれば、食品添加物ということになる。食品添加物の本来の使用目的は、食品を自然の状態で放置した時に生じる不都合（カビ毒、腐敗、病原性微生物汚染など）を避けるためのものである。自然の状態の有害性と添加物そのものの有害性を天秤にかけ、どちらがより安全かという判断をしなければならない。冷蔵・冷凍、乾燥などによる保存技術が発達した現代では、以前より食品添加物にたよる必要性は減っている。

● ビタミンCとEも、酸化防止の目的で使用した場合には、食品衛生法上、食品添加物の酸化防止剤である。また、高濃度のビタミンCには殺菌力がある。

● ビタミンC、ヒドロキノン、カテコール、没食子酸などの抗酸化剤と前述の亜硝酸を同時に与えると、細胞増殖と腫瘍の発生を高めるという広瀬らの報告もある[2]。

添加していることが多い。

15.1　オーガニックフード隆盛の背景

　安全性に優れたものもあれば、一見無害と思われる物質の中に長い期間の後に有害であることがわかったものもある。ある種の農薬や人工合成した化学物質を自然界（土壌や海水やゴミ中）に廃棄した場合、分解しにくく、自然界にいつまでも残存し続けるものがある。2010 年代から微小片化したプラスチック（マイクロプラスチック）の海洋汚染が問題となっている。魚介類の体内からも検出されていて、その人体における長期毒性問題は今後の課題である。それらが生体内に入った場合には、ホルモンと同じような生理作用を示し、内分泌かく乱を起こす場合がある。そのような作用をもつものとして、有機塩素系農薬（例えば、殺虫剤の DDT、BHC など）がある。そのため、これらは 1970 年代に殺虫剤として使用できなくなり、国内では使われなくなった。しかし、その後も日本から東南アジア向けに大量に輸出されていたという歴史がある。当時、DDT や BHC というような農薬を全面禁止することによって、病害虫の多い東南アジアの食糧事情は悪化するという懸念があった。しかし、1996 年から 1999 年にかけて、東南アジア諸国でも法改正を行い、WHO の分類での危険な農薬が法的に規制された。さらには、農作業従事者および消費者に健康障害をもたらすような不適正な使用がないようにして、農業を指導・規制していく必要があるだろう。不必要かつ不適切な殺虫剤誤用が天敵とのバランスを崩し、害虫の発生を増やした事実もあり、何事も「過ぎたるは及ばざるがごとし」である。2020 年に発生したバッタの被害はアフリカから近東、さらにインドと中国に広がるようである。

　それはともかく、最近のオーガニック食品のブームは著しい。ワインやパン、野菜、米、イチゴなどの果実から食肉等、何でもありである。この線上で天然酵母入りパンなどというのがある。それでは普通のパンは人工酵母で作るのかと思いたくなる（酵母が人工的・化学的に合成さ

● オーガニックフード（オーガニック食品）―有機野菜、有機果実、オーガニックワイン、有機鶏卵等の有機食品のこと。p.170 参照。完全なオーガニックワインなどは、現実には不可能であるという（イタリアのワイン醸造関係者）

● オーガニック食品―米国とヨーロッパの動きは日本より先行している。

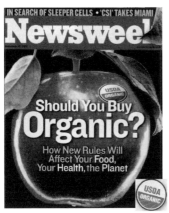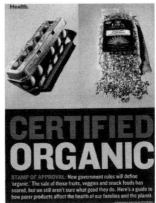

図 49　『Newsweek』誌（2002 年 9 月 30 日号）のオーガニック食品の特集

● オーガニックを常用している人たちのほうが農薬の尿中代謝物濃度が低い[3]。つまり、通常の食材を食べている人たちより農薬摂取量が少ない。前述の女性ホルモン作用のあるビールや清涼飲料の缶の塗装剤の BPA も同様で、それは胎児の脳内にまで検出されている。ただし、大気、室内空気、水、土にも農薬が検出される現状ではこれがゼロになることはないだろう。検出の感度が上がれば、どこにでも入ってくるわけであり、線引きが難しい。

れ、実用化されているというようなことは現時点では考えられない）。
いわゆる天然酵母とは、酵母菌のみを純粋培養したものではなく、もと
もと植物に付着していた乳酸菌なども一緒に培養して使用する場合のこ
とを指すらしい。それはともかく、これらのオーガニック農産物の売り
上げは益々増えており、健康志向の消費者の常識となっている（売上額
が年率30％増という（2006年））。

　ここ10年にわたるヨーロッパやアメリカのオーガニック食品ブーム
に伴い生産者、科学者、消費者から政府による認定基準の設定を求める
要望が議論されてきた。これに対応すべくアメリカ農務省では、2002
年10月2日にオーガニック食品の国家認定基準（The National Organic
Rule）を発表した。「100％オーガニック食品」の基準では、生産、製造
の過程でホルモン剤、抗生物質、除草剤、殺虫剤、化学肥料、遺伝子の
改変、放射線処理等を一切含まないものである。単に、「オーガニック
食品」とされるものでは、上の95％相当が目安である。ただし、オー
ガニック食品と認定されていても、それは必ずしも安全性を意味しな
いし、それが他のものよりもより安全で、栄養学その他の観点から優
れた食品であることを意味しないという。しかし、100％オーガニック
食品中には残留人工化学物質が含まれないことは確かであろう。上の2
つの基準のほかに、より緩いレベルのオーガニック食品の呼称として、
「オーガニック使用食品（Made with Organic Ingredients）」では、70％
以上がオーガニックであること、「オーガニック含有品（Some Organic
Ingredients）」では70％以下のオーガニック成分を含有するもので、個
別にその成分を示すことになっている。わが国でもこのような基準を設
けるなどの対応が望まれる。

15.2　ポジティブリスト制度─農薬規制の新時代

　近年の農産物や食品等の農薬（除草剤、抗生物質、殺虫剤、成長ホル
モン、獣医薬、その他）などによる汚染は広く知られたところであり、
とくに中国産野菜などで問題が報じられた。その対策として、わが国政

● ポジティブリスト：農薬、殺虫剤、成長ホルモンなどで使用禁止品目をリストアップしたものがネガティブリスト、使用許可品目をリストアップしたのがポジティブリストである。ネガティブリスト制度のもとでは、有害性評価がされていないもの（つまり調べていないもの）、証明が不十分なものは使用可能である。次々と新規化合物が出現する時代、気づいた時には手遅れという状態にならないためには、ポジティブリスト制が必要である。医薬品であれば、当然、安全性の証明がなされないものは使用できない。食品添加物の場合も、かなり以前にポジティブリスト制に移行している。なぜ、有害性の高い農薬が最近まで放置されてきたのか？　メディアも国会議員も欧米における農薬等の訴訟事件や報道にほとんど注目していないのは困ったことである。

府は、野菜などの食品の安全性を担保するために、平成18（2006）年5月より、食品中の残存農薬に関するポジティブリスト制度を発足させた。

　まず、「ポジティブ」というと「良いもの」との印象があり、はなはだ紛らわしい呼称といえるが、それはともかく、農薬に関して、これまで、日本での使用が認められている283品目の農薬等が検査の対象であったが、今回一挙に799品目に拡大された。つまり、外国では使用が承認されているが、これまでわが国では、未承認の薬物も検査の対象としたことである。日本で未承認のものはいずれのものでも0.01 ppmでも入っていれば、廃棄処理の対象にするということである。つまり、農薬の残留が陽性（ポジティブ）に認められれば、程度のいかんにかかわらず、その製品（食品）をすべて廃棄するという、厳しい基準である。言いかえれば、日本で承認されているものは各々の残留基準値の2 ppmまでは許容されるが、未承認のものが0.01 ppm以上見出された製品（食品）は販売禁止の対象となったのである。この問題は最もきびしいフランスやEUの規準に準拠すべきであろう。

　これによって、飼料や近辺土壌由来、あるいは空中からの飛散（風によってドリフト）し汚染・混入も防止できることになり、輸入業者も安穏としていられなくなった。消費者にとっては有難い制度といえよう。

15.3　植物由来の有害成分

　次に、以上の人工の合成化合物とは別に、植物固有の有害物質が知られている。もちろん、前述のフェノール系化合物は植物に大変多く含まれている。植物自体も昆虫やカビから身を守るためにユニークな毒物をもっており、その植物体の構成成分として、あるいは分泌成分として存在している。

　たしか19世紀のことと思うが、イギリス軍がエジプト・スーダン方面に進攻したことがある。このとき英陸軍は多くの馬を英国より輸送し、飼料は現地の草で賄う段取りであった。ところが、ナイル沿岸の草を食べるにつれて、ほとんどの馬は死んでしまった。その原因は野生植

● 農薬等、人為的化学物質による環境汚染と、それによってもたらされる環境生物への影響は、1960 年代初めに米国の生物学者レイチェル・カーソンの名著『Silent Spring』（『沈黙の春』）［Houghton Mifflin 社 , Boston, 1962］は、人類への強い警鐘として今でも最高の名著である。今や化学物質のみならず、人類が使う総エネルギーは、温暖化の因果が巡ってくる気配である。

● わが国では前述の有吉佐和子氏の「複合汚染」の著書に強い警鐘を発しているが、今ではすっかり忘れられている。関係当局やメディア、消費者がこの問題を再認識してほしい。新潮文庫（1975 年）。

物に含まれるシアン（青酸）配糖体が原因であることがわかった。その
ため、英国は騎兵隊のために第二次の馬の輸送と同時に、大量の干し草
を持参するはめになったという。これに対し、現地の馬は耐性を獲得し
ていたのである。これは野草の中にアミグダリンというシアン配糖体を
含むものがあり、それが次式のように、馬の腸内で細菌の出す酵素に
よってシアンが遊離されるためである。

(酵素)

糖-R-CN　→　糖 ＋ R ＋ HCN
（アミグダリン）　　　　（シアン）

　このシアンを含む植物で有名なものは、カサバの葉（根茎よりタピオ
カ・デンプンをとるための植物）、リママメ、ソテツの実、タケノコな
どである。タケノコのシアン化合物はタキシフィリンと呼ばれ、35～
40℃以上の煮沸で分解する。煮沸時に生じるシアン化水素を空中に逃が
すことと、水にさらすことによって無毒化する。アンズ、ウメ、リン
ゴ、その他のバラ科植物の種子の中にも同様のものが含まれているとい
う。アンズの種子由来のレトリルという化合物がアメリカおよびメキシ
コでがんの民間薬としてとくにがん患者に用いられているが、米国の
FDA（食品薬品局）は許可していない。これもシアン配糖体である。

　未熟な果実（ウメであれば青梅）には青酸配糖体が含まれているが、
実が熟すまでには酵素が作用して、果肉内の青酸配糖体は消失してしま
う。梅酒、梅干、梅酢のような青梅の加工品では加工の過程で青酸配糖
体が分解する。健康食品の梅肉エキスにもシアンを含むものがあって、
中毒事件になったことがあるというが、これは果肉に加えて種子の仁を
混ぜていたという。

　ソルガムという家畜飼料のトウモロコシがあるが、その若芽にシアン
配糖体が多く含まれている。青刈ソルガムは家畜も人間も生では中毒を
引き起こす。トウダイグサ科のナンキンハゼやクロトンなどは、シアン
化合物のほかに発がんのプロモーター活性をもつ PMA（フォルボールミ
リスチルアセテート）を分泌していることも知られている。中国南部で
多発する NPC（nasopharyngeal cancer；上咽頭がん）の原因は EB ウイ

● スルフォラファンとヒストンデアセチラーゼとがん抑制：ブロッコリーなど、アブラナ
科植物およびカラシなどに含まれるアリルイソチオシアン化合物であるスルフォラファ
ン（sulforaphane）は、いわゆるがん予防のための第2相酵素の誘導剤としてよく知ら
れている。最近、このスルフォラファンによるがん予防作用は別のメカニズムでも起こ
ることが報告されている。それは、前立腺がんその他のがんに高発現して、がんの増殖
の促進に関与しているヒストンデアセチラーゼ（HDAC）を阻害し、がん細胞の増殖を
抑えるからであるという [4,5]。

ルスの感染に加え、このプロモーターの関与が指摘されたことがある（前述）。

　植物のもつ毒素も多種類あるが、フェノール系化合物ではヒドロキシ安息香酸やクマリンなどがある。テルペン系化合物にはショウノウやピネンがある。クルミの根茎にはヒドロキシナフトキノンがあり、これは当然のことながらがん原性が予想される。ジャガイモの芽や緑色の部分やタバコなど、ナス科植物（シレオール）は毒物（抗菌性物質）としてソラニンという毒性の強いアルカロイドの配糖体を含んでいる。従って、そのようなものは古来より誰も食さない。ジャガイモの芽の部分にはソラニンが多く含まれるため、芽の出かかった部分を大きくえぐりとって調理に用いることは、家庭の台所で親から子へと伝えた生活の知恵であり、常識であった。

　しかしなから、シアン化合物がすべて絶対的に禁忌かというと、実際は、ワサビやマスタード（これらはナタネなどと同じ十字科植物）に含まれるアリルイソチオシアネート（$CH_2=CH-CH_2-CH_2-N=C=S$）という物質がある。このものは植物体の中ではシニグリンという形で存在している。アリルイソチオシアネートは、ラットに経口投与した場合のLD_{50}（50%致死量）は339mg/kgである。摂りすぎると危険である。通常の食べ方をしている限りは、いわゆる「第2相酵素」を誘導し、それによって発がん性物質などの解毒を促進して、がん予防に貢献する（13章、15章 *Data & Note* p.175 参照）。

　なお、チオシアンイオンは喫煙者の血中にも微量に存在しているといわれている。これが原因でタバコ弱視という視力障害が生ずることが知られている。

　ワラビの発がん性物質も化学的に解明されているし、焼け焦げ中のヘテロサイクリックアミン（Trp-Ⅰ、Trp-Ⅱ、Glu-1、Glu-2、その他）もよく知られている。コショウやコーヒーその他の香辛料の多くも抗菌活性をもつ成分が多く知られているし、変異原性があることがいわれている。しかしこれらの食品は、すでに前章でも述べたように、それ以外

● 生化学（タンパク質化学）では、イソチオシアネートはタンパク質やアミノ酸のアミノ
基と、中性から弱塩基性 pH で容易に反応し、チオカルバミル誘導体となる。その反応
は下図の通りである。アミノ酸やタンパク質が共存する条件では、とくに調理温度下で
は、イソチオシアネートは揮発するほかに、この反応によって除去されると考えられる。

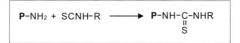

ただし、P はタンパク質。

● ワラビに含まれる発がん成分としてプロキタサイドと呼ばれる物質が知られている。こ
のものはワラビのゆで汁に含まれているのであるが、実際は大半が捨てられているうえ、
何十 kg 相当のワラビを食べないかぎりは発がんを引き起こすだけのプロキサイド量に
達しないのだから心配に及ばない。

● ソテツの実にもサイカシンと呼ばれる発がん物質が知られている。

の成分によって強力にラジカルを中和する力がある。ワラビのゆで汁中のがん原物質もさることながら、そこに含まれるラジカル中和物質は相当強いはずである。ワラビや焼け焦げをまるごと摂取したときの発がんのポテンシャルを正確に評価する必要があろう。

　一般に、野菜として人間が育種改良を加えていない野生の植物には、苦味その他のアルカロイド等の有害物質が含まれているものが少なくない。キノコ類についても数多くの毒素が知られており、いずれにしてもこれらは十分な注意が要るといえる。シアン配糖体から酵素的に生じるシアン化水素（HCN、沸点26度）は十分に煮沸すれば水蒸気とともに蒸発消失するといわれる。十分水にさらすことによって、多くの配糖体性の毒物は遊離・除去することができる。大豆その他豆類の生臭みは、加熱処理でその原因物質を生成する酵素が不活化することで生じなくなる。

　多くの植物は傷や感染等のストレスで、ファイトアレキシンと呼ばれる一群の化合物を合成するが、それらの、人体に対する影響はほとんど知られていない。感染前から植物がもっている感染防御物質に、プロインヒビチンあるいはインヒビチンと呼ばれる一群の化合物もある。また、ファイトアレキシンのうちのタンパク質性の物質がアレルゲンとなることがある。

　いずれにしても、古来より人間の蓄積した経験が食用と非食用を分けているわけで、伝統的な知識を大切にし、古人の言葉に耳を傾けたい。

文　献

1) Abelson PH, Science 256, 1609 (1992)
2) Hirose M *et al.*, Cancer Res 53, 32–37 (1993)
3) Lu C *et al.*, Environ Health Perspect 114, 260–263 (2006)
4) Marks P *et al.*, Nature Rev Cancer 1, 194–201 (2001)
5) Myzak MC *et al.*, Exp Biol Med 232, 227–234 (2007)

一口メモ：読んでおきたい本

　医師／研究者／専門家、食品科学系専門家、大学院生、好奇心旺盛な科学者、一般市民などの参考文献として次の著書 3 点を勧めたい。

(1) H. D. Belitz、W. Grosch、P. Schieberle 著 の "Food Chemistry, 3rd Ed." pp.1070, (Springer 社) Berlin, Heiderberg, NY, 2004：名著で食品化学のすべてについてよく論じられている。

(2) H.McGee 著 の "On Food and Cooking ──the science and lore of the kitchen", pp.880, (Scribner 社), NY, London, Toronto, Sydney, 2004：食と調理に関する科学的考察と生活の知恵をこれほどまでによく調べ書いた本は見たことがない。料理人（シェフ）や食品化学のプロもうなってしまう。内容は欧米の食文化に軸足をおいているが、日本人になじみの寿司は当然として、〆鯖、酒、卵豆腐、うどん、梅干、池田菊苗、その他多数をとりあげている。チーズやチョコレート、ワインにアルコール、細菌にカビ、化学結合から酸化反応など何でも書いてある。まさに食のバイブルである。しかし文化的背景のちがう日本語への翻訳はほとんど不可能である。

(3) 田島和雄（監修）、徳留信寛、古野純典、中地敬 （編）『がん予防の最前線（上・下）』（2005 年、昭和堂）：がんの疫学から病理学、分子生物学、臨床各科の現場を見据えた、発がんと予防の最先端の知見がよくまとめられている。

16. 残された問題／今後の課題

——次世代栄養学と反栄養素——

16.1 次世代栄養学と反栄養素——食品の機能性

　近年、機能性食品という言葉がポピュラーになっている。これはもともと文部省の科学研究費によるプロジェクト研究にその起源をもっており、東大・藤巻正生教授や京大・千葉英雄教授ら、さらに東大・荒井綜一教授らを中心に、世界に先駆けたコンセプトの文部省の重点研究班が組織された。

　この定義は、従来からの食品の第1次的な価値としての栄養価、第2次的機能としての味覚などに加えて、従来見過ごされていた食品に内在している第3の有用成分に焦点をあてようとする研究である。例えば、授乳後の幼児の満足した幸福感の発現や、血圧を制御する成分などの生理活性ペプチド、本書にとりあげた酸素ラジカルを中和する成分、あるいは免疫を高める成分など、有用な成分を含有する食品を機能性食品（functional foods）と呼んでいる。この概念は世界に先駆けたわが国の独創的な概念である。

　これらの有用成分とは別の有害な機能で、栄養学や食品学の研究者がどちらかというとあまり取り組まない成分が数多くある。例えば、がん原性成分（焼け焦げで生ずるヘテロサイクリックアミンや黄色のカビが生成するアフラトキシン、その他無数のがん原性物質やプロモーターなど）、免疫抑制成分（例えば、寒天や食品添加物のアルギン酸ソーダなどの類似物質であるカラゲーナンは、動物モデルでは免疫抑制や炎症反応を示す）、さらには消化酵素阻害剤や腸管吸収阻害剤の研究などである。

　さらにまた、1章で少しふれたように、ありきたりの成分であっても、長期間の過剰摂取によってもたらされる健康有害成分に関しての研究も

● 栄養面や呈味性成分に続く、第三の食品中の有用成分に着目した食品としての機能性食品の概念は、世界に先駆けた日本の独創的な概念。酸素ラジカルを中和する成分や免疫を高める成分などを含んだ食品。

● 機能性食品開発の現場にもゲノミクスが取り入れられている。栄養成分、植物成分の摂取が生体に及ぼす効果を、何万にも及ぶ遺伝子の発現変動を計測することで機能性を予知しようとするのがニュートリゲノミクス（栄養遺伝学）であり、健康増進や疾病予防に役立てようとの試みが各国でなされている。遺伝子発現（mRNA 群の測定）を網羅的に調べることは容易だが、その解釈は難しい。また、実際にヒトの体でおこる現象、つまり生物学的意味と必ず一致するわけでもなく、生物学的な機能を調べる検証が必要だが、機能性食品素材のスクリーニングとして有効な手段になるだろう。さらに、生活習慣病予防、抗老化への評価が可能な新たなバイオマーカーを開発できれば、機能性食品の開発が加速されるだろう。

● ありきたりの成分であっても、長期過剰摂取によってもたらされる健康有害成分に関する研究が必要である。

● 脂質、コレステロール、鉄分、タバコ、ディーゼルエンジンの排気ガスも、酸素ラジカルの介在によって生体に対して有害である。従って、これら反栄養成分の長期摂取による有害性を最小限に抑えるためにも、緑色野菜と植物性食品が有効である。

どちらかといえば少ない。日本では世間一般に**図 1**（p.5）に示している 4 つの反栄養成分や喫煙についての関心の低さは、米国と比べ相当なものである。厚労省、農水省、食品工業会さらにはメディアにも責任があるといえる。

さて、4 つの反栄養素である食塩、脂質、コレステロール、鉄分のうちの後の三者のいずれもが、活性酸素関連の酸素ラジカル（脂質ラジカル）となって生体に対して有害になるのである。また、タバコやディーゼルの排気ガスも酸素ラジカルの産生源で、これはすでに述べた。

それゆえ、これら反栄養成分の長期摂取による我々の体に対する有害性を最小限に抑えるためにも、ラジカルスカベンジャー（ラジカル消去）成分を多量に含む緑色野菜と豆類その他の植物性食品が有用な理由である。13 章、その他の難解な化学反応も、要は赤身の肉の成分中に含まれるヘムなどが腸管内で過酸化脂質と反応して脂質ラジカルとなる。それが腸管上皮細胞に取り込まれて、DNA を損傷する。あるいは腸管上皮細胞その他の細胞を殺し、その細胞の再生増殖を促すことにより、結果として細胞の分裂回数が増え、そのぶんだけ変異率が高くなる。あるいは、ラジカルによる組織変性（損傷）が炎症反応を恒常的に生じさせ、腸のがん化の促進につながるからである。このことについてはすでに 9〜12 章で述べた。最近、産業医大の葛西宏教授らは、過酸化脂質ラジカルによる DNA 傷害を研究し、著しい DNA 損傷があることを見出しており[1-3]、我々の研究と軌を一にするものである[4,5]。

また、魚や肉の焼け焦げ成分に含まれるがん原性のヘテロサイクリックアミン類の研究は、わが国を中心として大変盛んであるが、そのがん化機構にもスーパーオキサイド生成が関与することを我々は明らかにしている（例えば、文献 6〜8) を参照）。ヘテロサイクリックアミンとラジカル消去物質を同時に摂取したときに本当にがん化するか、あるいはまた、焼け焦げによって生ずる活性炭にはがん化の中和作用はないのか。そのような焼け焦げ中の炭のほうには化学物質の吸着能が高いことが知られている。そのような活性炭に吸着した状態の発がん剤入り食品

Data & Note

● 魚や肉を焼くとがん原物質ができる。これは、日本の国立がんセンター名誉総長の杉村
　隆先生や長尾美奈子博士らの研究成果である。つまり、タンパク質のお焦げにはヘテロ
　サイクリックアミンという物質ができる。これは直接 DNA と結合物を形成し、変異原
　になるがさらに体の中でチトクローム P450 という第 1 相薬物代謝酵素の作用を受ける
　と活性酸素を生成する（文献 [6-8]）。また食材の中の鉄分が多いほどヘテロサイクリック
　アミンがたくさんできる。鉄分（ミオグロビンとして）の多い赤身肉をウェルダンで焼
　いたものの発がんリスクが高い。

でもがん化を促進するのか、また食品の加熱時の反応で糖とアミノ酸の反応によって生成する物質群は、レダクトン類といわれる無数の化合物の存在が知られているが、それらのあるものは相当強力な酸素ラジカルの中和能をもっていると考えられる。これらの有効性については、まだ十分な研究が行われているとはいえない。つまり調理や製造・加工過程で付加されてくる食品の機能付与については極めて重要といえるが、悪い一部の面のみが純化されクローズアップされ、全体としての評価はまだ不十分であるといえる。

16.2　万病の予防は野菜から
──ビタミン以外にも有用成分の宝庫〈ファイトケミカル〉

　古代ギリシャの昔、西洋医学の祖といわれるヒポクラテスは、医師の誓いの言葉の第1条として "Do no harm!" 「汝、患者を害することなかれ」と言った。

　今日のがん治療は、化学療法であれ放射線療法であれ、除去すべき標的のがんの大きさとは無関係に、その患者が耐え得る薬物（＝毒物）の最大の量、すなわち最大耐量を投与するという方針で投与設計がなされている。当然、多くの患者はありとあらゆる副作用に苦しむ。嘔吐、吐き気、強度の食欲不振、発熱、出血、下痢、脱毛、白血球・血小板・赤血球などの減少［骨髄機能の抑制］、肺線維症、心不全、腎障害、肝障害、神経障害、感染症、ショック、2次発がん等々挙げればきりがないほどである。まさに、病気そのものによる病苦よりも治療の方がひどいことが少ない。がん化学療法は Doing more harm than good!（害毒以外の何ものでもない！）。つまり、このような治療は加害を行っているようなものであり、これらの副作用はがんそのものの苦痛に劣らないか、場合によっては、それよりはるかにひどいのである。これでは医師は何をしているかわからなくなる。この観点で、ハーバード大学（Dana Farber がん研究所）の研究（JNCI、Aug. 16 号、2006 年)[9] は、興味ある内容である。乳がんの外科切除のみと、それに化学療法を併用した

一口メモ：今日のガン治療の問題点

　今日のガン治療の問題点は、"Do no harm" の意味をあまり考えているとはいえないことである。今日のがん治療が Treatment is worse than disease: すなわち、「治療のほうが病気であるよりもひどい」と外国の新聞でも書かれている。

　多くの制がん剤は酸素ラジカルを人体内で全身的に生成する。それもあらゆる臓器や組織で。これらの制がん剤の副作用の多くは、制がん剤のもつフリーラジカル生成の結果である（例えば、アドリアマイシン、マイトマイシン、カンプトテシンなど）。これらの制がん剤の多くは低分子量で、がん部よりも正常の組織・臓器に多く分布し、毒力を発揮する結果、"Doing more harm than good! "（治すことよりも害毒のほうが強い）ことが問題である。

　がんそのものの苦しさより激しい副作用をもつ治療であることが大問題。

　がん患者では固型がんに栄養を供給している血管が、がんが無い人と比べて何倍も血管に血栓や塞栓が生じやすくなっている。その結果、がん局所の血管が目詰まりし、血流不全となり、抗がん剤ががん局所へあまり到達していないことを我々のグループは見出している。しかし、この時、血液は正常組織には流れていくので、抗がん剤の投与は正常組織には毒性（副作用）となる。そこで我々は最近、この目詰まりした腫瘍部の血管を拡張し、血流を開通させることで、抗がん剤ががんによく到達するようになり（2〜3倍）、薬効もよくなることを報告している。（W. Islam et al, Mol. Cancer Therapeutics, 17, 2643-2653 (2018) / J. Fang et al, Adv. Drug Del. Rev. (2020). https://doi.org/10.1016/j.addr. 2020.06.005）

● 野菜スープに代表される植物性食品の多くは酸素ラジカルを中和する。よって治療中の患者に対しても有用性が期待される。

● 漢方薬の多くは酸素ラジカルを中和する（もとは同じ植物成分！）。

● キノコの抽出物は酸素ラジカルの中和力と免疫力増強作用をもつ。

● 食物繊維そのものより野菜が有効である。野菜・果物・全粒穀物など食物繊維が豊富な食品は大腸がん予防に有効だが、繊維そのものはがん予防に働かない[5]。

場合の両患者群の予後の比較データである。両群間の生存率にわずかの差（5年間に2～3カ月の延命）しかないのに対し、化学療法群ではそれに加えて重篤な副作用が著明に高率で出現したとの報告である[9]。

　これらの副作用の多くは、しかしながら多くの制がん剤のもつフリーラジカル生成の結果によっているというと、読者は驚かれるかもしれない。制がん剤のうちでも、アドリアマイシン、マイトマイシン、シスプラチン（白金化合物）、カンプトテシンなどについてはとくによくわかっている。問題は、これらの毒物（制がん剤）が選択的にはがん細胞にいかずに、正常の組織や臓器のほうに同じように、あるいは正常組織のほうにより多くこれらが集積することが問題である（従ってミサイル療法が必要）。このとき多くの臨床家はがん組織に栄養を供給している血管が塞栓（目詰り）を起しており、そこでは血流がないか、抑えられており、薬は入っていかない。むしろ、薬（抗がん剤）は正常組織の方により多く到達しているのである[10]。だから副作用のみ強く出るのである（p.185、一口メモ参照）。

　野菜スープに代表される植物性食品の多くは、すでに本書に詳しく記したように、酸素ラジカルを中和する。従って、このような放射線や化学療法を続けているがん治療中の患者にとっては、お茶や野菜スープ、黒豆、大豆など豆類、いも類は有用性が大変期待される。

　ここまで言及しなかったが、ある種の植物性食品の摂取は宿主（ヒト）の免疫力を増強する作用がある。その代表例はキノコの抽出物である。筆者は40年以上前に、シイタケエキス（抽出物）の経口投与によるインターフェロン誘起能をマウスで証明しているが、これはシイタケ以外にマイタケやサルノコシカケでもいわれており、その作用は抗腫瘍作用としてもマウスで認められている。事実、これらのあるものは制がん剤のレンチナンやクレスチンとして厚生省で認可されているのである。同様の結果がクマイ笹（葉）の高圧抽出物にも認められている。これは経口投与の結果である。さらに、帝京大薬学部の山崎正利教授らは、その他の植物性食品についても同様の作用があることを報告してい

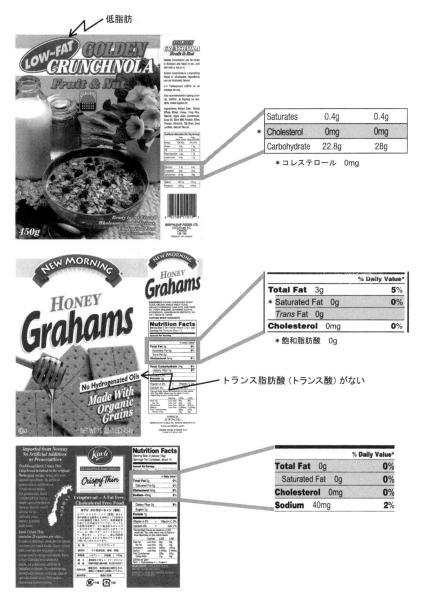

図50 米国シリアルの箱に記された説明文

る。さらにまた、これらの作用はビール酵母や乳酸菌など微生物食品についても、程度の差はあるものの同様のことがいえる。

　本書でもっと詳しくふれるべきであった成分に、食物性繊維素（ダイエッタリー・ファイバー）がある。これはもちろん、野菜・果物・海草など植物性食品を中心に、大腸機能の維持と活性化に必要であり、大腸がんの予防によいと考えられている。米国の加工食品のシリアルなどはこのがん予防をその箱の説明にうたっている（**図50**）。しかし、この点に関し、石川秀樹教授（京都府立医大）らは、小麦ふすま入りのビスケットを中心に、ヒトの大腸がんの前がん状態から正真正銘のがんへの進行の抑制を中心に数年にわたって観察したが、答えは効果なしであった。このとき対象として用いられていた乳酸菌（製剤）ドリンクは大腸がんの発生（再発）を抑えていた[11]。米国の同様の研究でも食物繊維そのものには予防効果はなかったという[12-14]。野菜のように繊維成分が含まれるような食品は、同時に抗ラジカル成分も多数含まれるので、この結果を食物繊維に簡単にはあてはめられない。その点で、筆者は**図1**（p.5）に示したように食物繊維を準栄養素に入れた。このものも野菜等を加熱することによって、可溶化したペクチンやヘミセルロースなどの利用効率が大幅に高まるためである。このことについてはすでにふれた。

　食物繊維は、腸内細菌叢に深くかかわっているようである。腸内細菌叢はプロバイオティック的なものであればがん予防効果が期待される。例えば、以前に話題になった有機ゲルマニウムがある。これは浅井ゲルマニウム研究所の柿本紀浩博士らが発見したことであるが、有機ゲルマニウムは糖のアルドースをケトースに高率に変換する作用がある。これが、腸内で単糖のみならず乳糖のような二糖類・三糖類でも進む。この化学反応により、オリゴ糖の生成が起こり、フラクトオリゴ糖などの生成は、腸内でプロバイオティクスといわれるビフィズス菌や乳酸菌に対する増殖因子の生成を促進すると考えられる。そうすることによって免疫の亢進のみならず、腸内のアミン産生やビリルビン分解、その他多面的な腸内の代謝改善が次々に起こる。

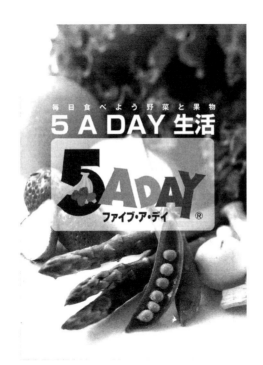

図51 ファイブ・ア・デイ（5-A-DAY）運動の説明

5-A-DAY（野菜1日に5皿）運動は1991年にアメリカ政府・行政機関と民間・企業団体が協力して開始され、その後全世界に広まり、わが国でも2002年に5-A-DAY協会が設立された。主な活動は学校、企業、外食・小売業などで健康増進のための食生活、特に野菜摂取の増加を目指して啓発活動を行っている。

（富永祐民・5-A-DAY協会長提供 [同協会のプロモーションパンフ表紙]。p. ix 推薦のことば参照。ホームページ：http://.5aday.net

これと同様に、食物性のファイバーも多くの善玉細菌の増殖因子として重要なようである。しかし、これらの問題は本書に取り上げた多くの問題のような、解決の糸口となる分子レベルのパラメータとなるものがまだ非常に少なく、あまりにも複雑な問題なので、あえて避けた。繊維成分が我々の体にとってよいことには疑問の余地はないと思う。

　岡山大学の森昭胤名誉教授らや、京都府立医大の吉川敏一教授らは、多くの漢方薬（植物の熱水抽出液＝スープ）にも強い抗ラジカル活性があることを証明しているが、お茶や野菜等にそのような作用があるのであるから当然予想されたこととはいえ、妥当な結果である。

　このことから、漢方薬の薬効がうたわれている多種・多様の疾患は何となくラジカルが原因と思われてくる。しかしながらこのような食品中の機能性成分や生薬の有効成分の場合には、その有効成分が腸から血中にどれほど吸収され、有効に働いているかは不明である。最近のHPLC（高速液体クロマトグラフィー）などの微量化学分析法の進歩で、フラボノイドやカテキンなども、わずかではあるが吸収されることがわかってきているが、生化学的、分子生物化学的にその機能についての研究も進んでいない。事実、前述のナタネ油由来のキャノロールは、スナネズミの食餌に0.1%添加摂取で十分な薬効がみられる。我々は少なくとも、お茶やコーヒーについていえば、口から摂取した抗ラジカル性植物食品が腸内で生ずるラジカルを中和するという点では、その成分が吸収されないままでも有効であり、大腸がんの頻度を下げうると期待している。一部の動物実験の結果からはどうやらその考えは正しいらしいと思われる（p.109、**図26** 参照）。

　いずれにしろ、がん、循環器疾患、糖尿病、感染症、自己免疫疾患その他のおびただしい疾患に関して、その病因論においてそれがラジカルに関与している限り、抗ラジカル能の強い植物性食品の摂取が勧められるという点である。

16.3　運動は薬だ！——体質改善と予防薬効果

　最後に、ヒトが健康に生活していくためには体を動かすことが大切で

一口メモ：メチニコフと腸内細菌

　ウクライナ出身のメチニコフというノーベル賞を受賞した免疫学者（もともと生物学者）がいる。彼は北里柴三郎と同時代人で、主としてパスツール研究所で生体防御のメカニズムを研究したが、最も注目すべき発見は、生体（血中）にもともと備わっている白血球といわれる細胞が、外来性の細菌（病原体）などを食べて殺してしまうことを見出したことである。また、よく知られた彼の研究の１つに、コーカサスやブルガリア地方には長寿の人が大変多い理由は腸内細菌、とくに乳酸菌やビフィズス菌などを多く摂ることによるのだと、100 年前に提唱していることである。彼は生物学者であるばかりでなく哲学者でもあり、1907 年に現代でも通用する『長寿の研究』(平野威馬雄訳)［長寿の研究―楽観論者のエッセイ、昭和 17 年版］(2006年、幸書房より復刻版）を著した。また『人間性の研究』という名著もある（同名の名著がウィルソンなどによる、いくつか同名の著書も知られているが）。

　メチニコフは、生体が感染から免れるのは白血球（マクロファージ、好中球など）による貪食殺菌を中心に考えていたが、北里やベーリングは抗体を考えた。生体の感染防御には、この他に血漿中の補体系というシステムも重要であることが後に見出された。

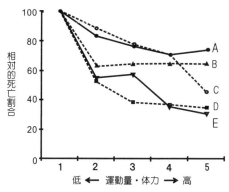

図 52　運動量・体力と相対的死亡割合 [15]

５つの大規模な前向き研究の結果を同じ図の中に示した。運動量が少ない（または体力が低い）グループの心疾患による死亡率を 100 とした時、運動量が多い（または体力が高い）グループの死亡率が低いことがわかる。A-C は自記式質問紙への回答による運動量の主観的評価。D、E は客観的体力（心肺適応能）評価による。A；Alumnus Health Study、B；Multiple Risk Factor Intervention Trial、C；British Civil Servants Health Study、D；Aerobics Center Longitudinal Study、E；Lipid Research Clinics Mortality Follow-up Study.

あるということにふれたい。「適度な運動」はヒトという生物が健全に生きていくうえでの基本条件である。

　ヒトの体の基本仕様はいつ食べ物にありつけるかわからない先史時代にできあがっている。毎日充分に食べて、腰掛けたままで１日の多くを過ごすのは、生物としては異常な事態といえる。野生の肉食動物の場合、食べることは狩りをすることからはじまっている。捕獲されて飼育されるようになった当初は、与えられた餌に興味を示さないと聞いたことがある。生産や調理のプロセスに関わることなく「食べる」ということのみでしか食べ物に接しない人間がこれほど増えたのは、人類史上かつてないことである。

　かつての人類にとって、空腹の状態で体を張って狩猟採集するのはごく普通のことであり、ヒトの体には活動のために必要な血糖を上げるための仕組みが複数のホルモンによって保障されている。しかし、毎日満ち足りる状況がかつてあり得なかったせいか、食後血中に入ってくる糖質の濃度を下げるための仕組みは単純であり、それを作動させるための信号は、インスリンというホルモン１つのみである。これが機能しなくなった時には代わりがないのである。また、氷河期、飢餓の時代が長かったせいか、省エネルギー低燃費型ともいえる形質が強化されたと思われる。生存するのに必要なエネルギーが通常より少なくてすむような形質が、節約遺伝子とよばれる複数の遺伝情報によって我々に伝えられている。日本人をはじめとするモンゴロイドには省エネ低燃費型の人間が多い。さらに、先祖の本能を受けついでいるのではないかと思えるのが、食物があればできるだけたくさん食べ、必要がなければできるだけ動かないという点である。これは狩猟時代に適した行動様式である。

　以上のライフスタイルが生存に有利に働いていたのだが、現在、食物を容易に入手でき、身体を動かすことが少ない社会では不利益をもたらしている。アメリカ、中国、日本でも国民の体重は増加傾向であり、糖尿病の罹患も増えている。一度太った体を維持するためのエネルギー量はそれほど多くは必要なく、日本人の場合、太った人の多くが大食家で

● メタボリックシンドロームは、心血管疾患予防を第一義の目的としてハイリスクグループを絞り込むために定義された疾患概念であり、内臓脂肪の蓄積によりインスリン抵抗性（耐糖能異常）、動脈硬化惹起性リポタンパク異常、高血圧（値）を合併する病態である。

● BMI（Body Mass Index）は体格指数の１つであり、体重（kg）を身長（m）の二乗で割って算出する。最も有病率・死亡率が低い 22 が標準値とされてきた。肥満とは、WHOの定義では 30 以上、日本人の場合は 25 以上である（日本肥満学会）。日本人の場合、BMI が 23 から 24 に近づくあたりから生活習慣病としての糖尿病を発症する人が増えはじめる。肥満症とは、BMI 25 以上で、肥満に起因ないし関連する健康障害を合併するか、合併が予測され、医学的に減量が必要な場合（あるいは BMI 25 以上で臍部 CT検査で内蔵型肥満と確定された場合）である。

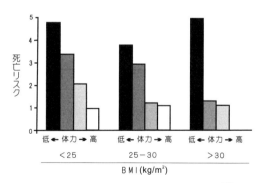

図 53　BMI 群別にみた体力と死亡リスク[17]

糖尿病を罹患している男性を BMI によって三分し、さらに体力の違い（ベースライン時におけるトレッドミル運動負荷試験の結果）によってグループに分け、死亡リスクを比較した。BMI＜ 25 で体力が最も高いグループの死亡リスクを 1.0 としたときの相対危険度を図に示した。

はないという話もある。また、日本人に多いのが、太った体を維持する間もなく、糖尿病を発症してやせていくというパターンである。この点については、優れた特集記事があるので、興味のある方はそれを参照していただきたい[16]。

　運動することの効果の１つは、肥満しないこと、あるいは肥満の解消である。太っていても健康でありつづける人達は問題ないのだが、多くの場合には、太り始めてまもなく内臓脂肪細胞からの様々な生理活性物質の分泌が異常になり、メタボリックシンドロームという状態になる。肥満の解消目的には、食事制限とかなりの運動が必要だが、疾患リスクの減少のための運動はそれほど多くなくてもよいらしい。生活習慣病予備群の場合、体重を５〜７％減らすだけでも血中脂質、血圧、血糖などの検査値が大幅に改善するという（「第55回日本体質学会総会」、2005年）。当面の目標を体重５％減に設定し、成果がでたところで次の目標をたてて努力を継続することが望ましい。しかし、それができない人が少なくない。「やせないまでも、これ以上太らないようにしなさい」とは、弘前大学医学部名誉教授（元弘前大学医学部付属病院長）の今 充先生の言である。太らないように気をつけるだけで、状況はだいぶ良くなるだろう。

　運動とは無縁であっても太っていない人達もたくさんいる。単に太らないことだけが重要なのではなく、やはり身体活動度が高い（運動量が多い）ことが健康であることにつながっているようである。**図52**と**53**に示したが、多くの研究において身体活動度が高いほど死亡率が低いという共通の結果が得られている。特に心肺適応能に優れ、有酸素能力の高い人達の死亡率が低いようである（**図54**）。

　心肺適応能を高めるには、ウォーキング、ジョギングのような有酸素運動が有効である。そして、筋力および筋持久力を高めるためにはダンベル体操のようなレジスタンス運動も必要である。赤筋（ミオグロビンが多いために赤く見え、筋肉中の酸素保持能が高い）という筋肉が多いと有酸素能力が高い。さほど強くない運動を長時間継続して行うのが赤

● 日頃から運動をあまりしない人の場合、酸素を使ってエネルギーを産生する能力が低い。解糖系（酸素を使わない代謝）によってグリコーゲンを消耗し、その際生じた疲労物質（乳酸など）の処理も十分にできず、早々にばててしまう。同様の運動内容であっても、日頃から運動しているアスリートの場合には、解糖系エネルギー代謝から有酸素代謝系にすばやく切り替わるようである。

● 体力のある人とそうでない人の違いの1つは、有酸素運動の能力である。有酸素運動能力を持久力と言い換えることもできる。持久力と復元力を併せて体力というのではなかろうか。

● 図54は、有酸素運動能力の高い人ほど生活習慣病のリスクが低く、死亡率が低いことを示したものである。

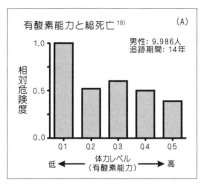

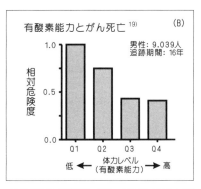

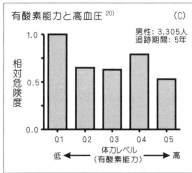

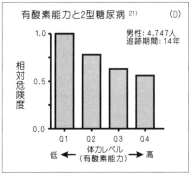

図54 体力と総死亡リスク（A）、およびがんのリスク（B）、および主な疾病（C、D）

（A）のQ1～Q5、（B）のQ1～Q4は日常的運動量の上位（下位）20％および上位（下位）25％の群を示す。総死亡率と運動量の関係は、米国でも同じ[18]。日常の運動レベルが高いほどリスクが低いが、ある程度以上になれば低減の変化率はそれほど大きくない。

筋であり、トレーニングによって赤筋を強化すると持久力と回復力が増してくる。同時に、太りにくい（脂肪がつきにくい）体質になる。マラソンは赤筋が発達するスポーツであり、有酸素運動といわれるが、レースの後半にスパートをかける際には白筋を使い、解糖系による無酸素的エネルギー産生を利用する。強い力を瞬発的あるいは短時間で出力する筋肉が白筋である。重量挙げのようなスポーツでは主に白筋が発達するが、1日に何試合もこなすためには赤筋を強化して持久力をつける必要がある。現役のアスリートはもちろんのこと、運動経験者であれば、スポーツの種類にかかわらずある程度赤筋が発達している。

　筋肉質で体力に優れているほうが、余命という点で有利ということになるが、**図52〜54**に示したように、ある程度の活動レベルを超えると、ほとんどの病気や総死亡率低下の下降線の傾斜はゆるやかなものとなるが、いずれにしても有意に死亡率は低下する。その低下率は降圧剤や制がん剤の有効性に比べて劣らない。つまり、運動は薬だといえる。もちろん、運動すればするほど劇的に長生きできるというわけではない。高齢者や運動経験が少ない人達にとって、過度の運動は危険になる場合もあり、自身の状況にあわせた運動を継続することが現実的であろう。まず軽い運動を継続することを心がけたらよいと思う。

　このセクションでは運動の効能を中心に記したが、食物、運動がそれぞれ重要であるといっても、健康であるかどうかは単独の要素では決まらない。体に良いといわれる食品を積極的に取り入れることはもちろんだが、食事、生活習慣、考え方を含めて悪癖を1つずつ減らしていくことはもっと重要であるかもしれない。何を得るのかだけではなく、減らすこと、捨てることもまた選択である。まずは、本書の提供する情報を役立てていただけたらと思う。

運動のもう一つの役割・・・リンパ流量の活性化

　哺乳動物の血管系は閉鎖系で、血液は心臓から始まって血管という管の内部を大動脈系→細動脈→毛細血管→細静脈→大静脈、再び心臓と、漏れることなく全身を循環している。この血管系はどんな組織の隅々ま

● 大幅な体力増進をめざさずとも、中等度の運動を続けることでそれなりの効果を期待することができそうである。

● 運動することでゆううつな気分が改善した経験をもつ人は多いと思う。軽度から中等度のうつ症状の改善に運動が有効である [22]。

● 運動によって酸素をたくさん消費することは、酸化ストレスの増大につながる。しかし、生体の抗酸化による防御系もまた増強されるようである [23]。血流（血圧）によってもたらされる引張り力（shear stress）は、血管内皮細胞にある NO 合成酵素の活性を高め（NO の合成を高め）、血管を拡張するようになる。つまり、血管内腔が拡がり、血圧が下がる。ハーバード大学循環器内科のトーマス・ミッチェル教授の研究である。

でも、くまなく張り巡らされている。また、これはいわば上水道管に相当するシステムであり、心臓というポンプの加圧で流れている。この上水道系に対して、リンパ管（系）も体の隅々まで下水道管のように張り巡らされている。最も顕著な例として万一、打撲などで血管が切れて内出血した場合は下水道管に相当するリンパ管系（リンパ系）によってゆるやかに流れ、出血による血液成分は、最初の浮腫を示した打撲された血管の局所から、10日以上もかかってから次第にリンパ系へ回収され消失する。ハチなどの昆虫に刺された場合や、細菌感染した局所の浮腫（腫れ）は血管から血漿成分が漏出して、それらがその局所の血管外の組織（間質）に滞留している状態である。この血漿成分にはタンパク質や脂肪球などの高分子が含まれる。このようなリンパ（液）の流れを促すのは周辺の組織の動き（運動）やマッサージによって可能となる。しかしその流れは大変遅く、打撲の青あざも1〜2週間あるいはそれ以上かかってリンパから回収され、その局所から消失する（究極的には血流と合流する）。つまり、リンパ系は究極的には血液の循環系と合流する。リンパ液の流れを動かしている原動力は心臓のようなポンプはなく、体の運動や圧迫や動作であり、ラジオ体操のように体を動かしたりマッサージをすることによってリンパの流れを促すことができる。

　運動の効能の一つに充分な運動の後に、多くの人は気持ちよさを経験する。これはエンドルフィンとかエンケファリンと呼ばれる体内で産生されるペプチドホルモンで、幸福感を引き起こすといわれている。抗うつ作用と同様の作用を示す。エンドルフィン（endorphin）の語源はendogenous（内因性）のmorphine（モルフィン、モルヒネ）の略で、自分の体内で合成したモルフィンによる至福感といえる。

　最近のもう一つの運動生理学上、重要な発見がある。筑波大学の征矢（そや）英昭教授は軽い運動によって、脳の前頭前野や海馬の働きが活発になり、実行機能や記憶・認知機能を高めることを見出し、意欲的で楽しい感情を高める作用をもたらすといっています。このことは、運動はアルツハイマーの進行を止め、人生を有意義たらしめるといえます。

これは筆者が別の項で記した血流（この場合、脳の末梢の血流）の促進による。その局所への酸素や栄養の供給を高めるからであろう。

16.4 心のもち方とがん治療・がん予防

　この項は栄養素とか、活性酸素という西洋医学的な物質論の世界の話ではなく、心の持ち方を述べたい。がん患者のかなりの割合はその人のこれまでの人生で何らかのストレス負荷状態が長期間続いた経験を持つ人が少なくないことである。ストレスは免疫を抑制し、血圧を高い方へ引っぱる。

　米国のがん専門雑誌にキャンサー（Cancer）という雑誌があるが、がん患者の予後（治療後の生存率）を、その患者の家族や友人の見舞が毎日ある人、週に2〜3回の人、週に1回程度の人、全くない人を比べたところ、毎日家族や友人の見舞のある人は抗がん剤治療のみのグループと比べ、有意に延命したとの報告があった。

　その後、英国の医学雑誌（British Med. Journal）に化学療法の有効性について、70歳以上、75歳以上の人について化学療法なしの人と延命性を比べて検討したところ、化学療法なしの人の方が長生きしたという。日本の国立がん研究センターの研究でも、最近の新聞のデータ（平成29年4月27日）に発表されたところでは、70歳以上では無治療群の方が延命率がよかったという。これらは何れも制がん剤のもつ副作用が患者に相当な負担となり、免疫も神経系も抑えられ、患者にとってはきつい結果をもたらすことを示している。がん患者のうつ病も大きな問題である。それは家族にとってもきついことである。

　さらにまた、制がん剤の製造販売の承認に際してはQOL（患者の治療による生活の質のことで、苦痛のない楽しい日常を過ごすこと）の向上の寄与の項目が、通常は入っていなく、食欲不振、吐き気、脱毛、末梢神経麻痺、気力喪失、心不全、骨折等々をもったまま、あるいは管につながれたままでも、対象のグループと比べ1〜2ヶ月でも長く生き延びることが厚労省による製造承認に優位になるような規準になってい

ることも問題であろう。副作用のない QOL を犠牲にしない薬の方が本当に人間中心の考え方ではないかと考えられる。ヨーロッパで 2009 年から 2013 年に承認された 44 種の最先端の抗がん剤の適応症 68 種のうち、QOL に寄与したのはわずか 10〜11％であるとの報告がある。(Br. J. Med. (2017); 359: j4350, C. Davis ら)。延命があったと考えられる人のその延命期間は平均 2.8ヶ月であったという。普通の細菌感染症に対する抗菌抗生剤の有効性（95％以上）と比べ、抗がん剤の世界はひどいものであるといえる。それにつけても、がんは予防が第一であり、それには野菜が重要となるといえる。

文　献

1) Kasai H *et al.*, Food Chem Toxicol 38, 467–471 (2000)
2) Maekawa M *et al.*, Chem Res Toxicol 19, 130–138 (2006)
3) Kawai K *et al.*, Mutat Res 603, 186–192 (2006)
4) Sawa T *et al.*, Cancer Epidemiol Biomarkers Prev 7, 1007–1012 (1998)
5) Kanazawa A *et al.*, Cancer Letters 156, 51–55 (2000)
6) Sato K *et al.*, Jpn J Cancer Res 83, 1024–1209 (1992)
7) Sato K *et al.*, Biochem Biophys Res Comm 205, 1716–1723 (1994)
8) Maeda H *et al.*, Cancer Lett 143, 117–121 (1999)
9) Michael J *et al.*, J Natl Cancer Inst 98, 1108–1117 (2006)
10) Fang J *et al.*, Adv Drug Del Rev (2020) doi.org/10.1016/j.addr.2020.06.05
11) Ishikawa H *et al.*, Int J Cancer 116, 762–767 (2005)
12) Fuchs CS *et al.*, N Engl J Med 340, 169–176 (1999)
13) Schatzkin A *et al.*, N Engl J Med 342, 1149–1155 (2000)
14) Alberts DS *et al.*, N Engl J Med 342, 1156–1162 (2000)
15) Blair SN *et al.*, Am J Clin Nutr 79, 913S–920S (2004)
16) 吉田俊秀，日経サイエンス 32, 26–32 (2002)
17) Church TS *et al.*, Diabetes Care 27, 83–88 (2004)
18) 澤田　享，武藤孝司，日本公衆衛生雑誌 46, 113–120 (1999)
19) Sawada S *et al.*, MSSE 35, 1546–1550 (2003)
20) Sawada S *et al.*, Clin Exp Pharmacol Physiol 20, 483–487 (1993)
21) Sawada S *et al.*, Diabetes Care 26, 2918–2922 (2003)
22) Dunn AL *et al.*, Am J Prev Med 28, 1–8 (2005)
23) Ji LL *et al.*, Ann NY Acad Sci 1067, 425–435 (2006)

参　考

1) 澤田　享 , Wellness Letter No.13, pp. 2–5, (財) 明治安田厚生事業団（2007）

あ と が き

　本書のもととなった『野菜はがん予防に有効か』は、一般人を対象とし、化学式の使用はさけたが、内容に化学や生化学、分子生物学などが入り込んでいるため、2〜3回読んではじめてわかったといったコメントもいただいた。その反面、大学院生や研究者、医師の方々から、内容に関する文献を教えてほしいということも度々あった。最近、テレビなどでいかがわしい食に関連した健康番組で、真なるものと、疑わしいものが判然とせず、世人をまどわす興味本位の番組が問題になった。

　本書にあっては、内容についてはあいまいなものや推測の域にあるものの記載はさけ、論文等で証明され、証拠が確かなものに基づき記載した。そのうちでも、重要な論文などの引用（出典）は出来るだけ掲載し、実験的な根拠を明らかにした。従って、内容は一般人向けというよりも、どちらかといえば専門家向けで、医師、研究者、栄養士、看護師、薬剤師、大学院生、食品産業従事者、その他の専門家やセミプロに対して、参考になる内容が多いかもしれない。

　前著と同じく、すべて右側のページは「*Data & Note*」と「一口メモ」を中心に、それだけ独立して読み進んでもよいようにした。また、索引を充実させ、辞書代わりになればと心がけた。

　昨今、一般向けの健康や食品／栄養関係の本が多いなかにあって、本書が新しい切り口で信頼される内容を世の中に提供することになれば幸いである。また、より多くの方々の食や健康に関する好奇心に応え、また、多くの方々の長寿と健康に寄与できればと願っている。

　最後に、御手紙の一部の転載を御快諾いただいた九州大学名誉教授・倉恒匡徳先生と、本著の推薦文をいただいた愛知県がんセンター名誉総長・富永祐民先生の御厚情に心から深謝致します。また、度重なる原稿の清書を引き受けていただいた江島（旧姓）浩子嬢、熱心に興味深く編集の労をとって頂いた夏野雅博氏にお礼申し上げます。

著　　者

索　引

和　文

［ア　行］

欧　文

■ 著者略歴

前田　浩（まえだ　ひろし）医博・農博

熊本大学名誉教授 (医学) / 大阪大学招聘教授 / 東北大学特別招聘プロフェッサー / (財)バイオダイナミックス研究所 所長

兵庫県生まれ
1962 年　　東北大学農学部卒業
1964 年　　カリフォルニア大学大学院修了（MS）（フルブライト）
1968 年　　東北大学大学院 DC 修了（医学部細菌学）、同助手
　　　　　　ハーバード大学ダナファーバー癌研究所主任研究員
1981 年　　熊本大学医学部教授
1994 年　　一般財団法人バイオダイナミックス研究所 理事長・所長
2004 年　　熊本大学名誉教授、崇城大学薬学部教授
2011 年　　崇城大学 DDS 研究所 特任教授
2017 年　　 崇城大学退職
2017 年　　大阪大学医学研究科 招聘教授、7 月 東北大学 特任教授
2020 年　　東北大学特別招聘プロフェッサー

(賞等)
1989 年　　米国サンアントニオ市名誉市長、同オクラホマ州名誉州民
他、日本細菌学会浅川賞, 高松宮癌研究財団学術賞, ドイツ Frey-Werle 財団（ミュンヘン）金賞, 米国制御徐放学会，Nagai Innovation Award for Outstanding Achievement 受賞，王立英薬学会より Life Time Achievement Award，CRS College of Fellows Award 受賞，西日本新聞社（本社福岡市）より西日本文化賞を受賞，日本 DDS 学会 永井賞 受賞，日本癌学会 吉田富三賞 受賞，トムソン・ロイター引用栄誉賞 , Roland T. Lakey 賞 , Distinguished Global Citizenship Educator 賞 , 瑞宝中綬章 など

(主な著書)
①　病気を理解するための生化学・生理学（第 2 版）、金芳堂、1998
②　The Role of Nitric Oxide in Physiology and Pathophysiology, Springer Verlag, Berlin, Oxford, 1995
③　Neocarzinostatin, Springer Verlag, Berlin, N. Y., 1997
④　Polymer Drugs in the Clinical Stage, Kluwer Academic/Plenum Publish, N. Y., 2002
⑤　最強の野菜スープ / マキノ出版 , 2017　他多数

(主な研究分野)：がんのミサイル療法（高分子薬剤）、微生物感染の病理学（プロテアーゼ）、酸素ラジカル（ROS、RNS）、がん予防、がん治療

(趣味)：ワイン、カヌー

■ 執筆協力

金澤文子（かなざわ　あやこ）・農博（東北大学）

熊本大学教育学部助教授を経て北海道大学大学院医学研究科客員研究員 歴任

21 世紀の健康を考える

活性酸素と野菜の力 [改訂増補版]

2007 年 12 月 10 日　初版第 1 刷　発行
2020 年 10 月 20 日　改訂増補版第 1 刷　発行

著　者　前　田　　浩

初版 執筆協力　金　澤　文　子

発 行 者　夏　野　雅　博

発行所　株式会社　幸　書　房

〒 101-0051　東京都千代田区神田神保 2-7
TEL03-3512-0165　FAX03-3512-0166
URL：http://www.saiwaishobo.co.jp

組　版　デジプロ
印　刷　シナノ

Printed in Japan　Copyright　Hiroshi MAEDA. 2020

ISBN978-4-7821-0450-7　C1047